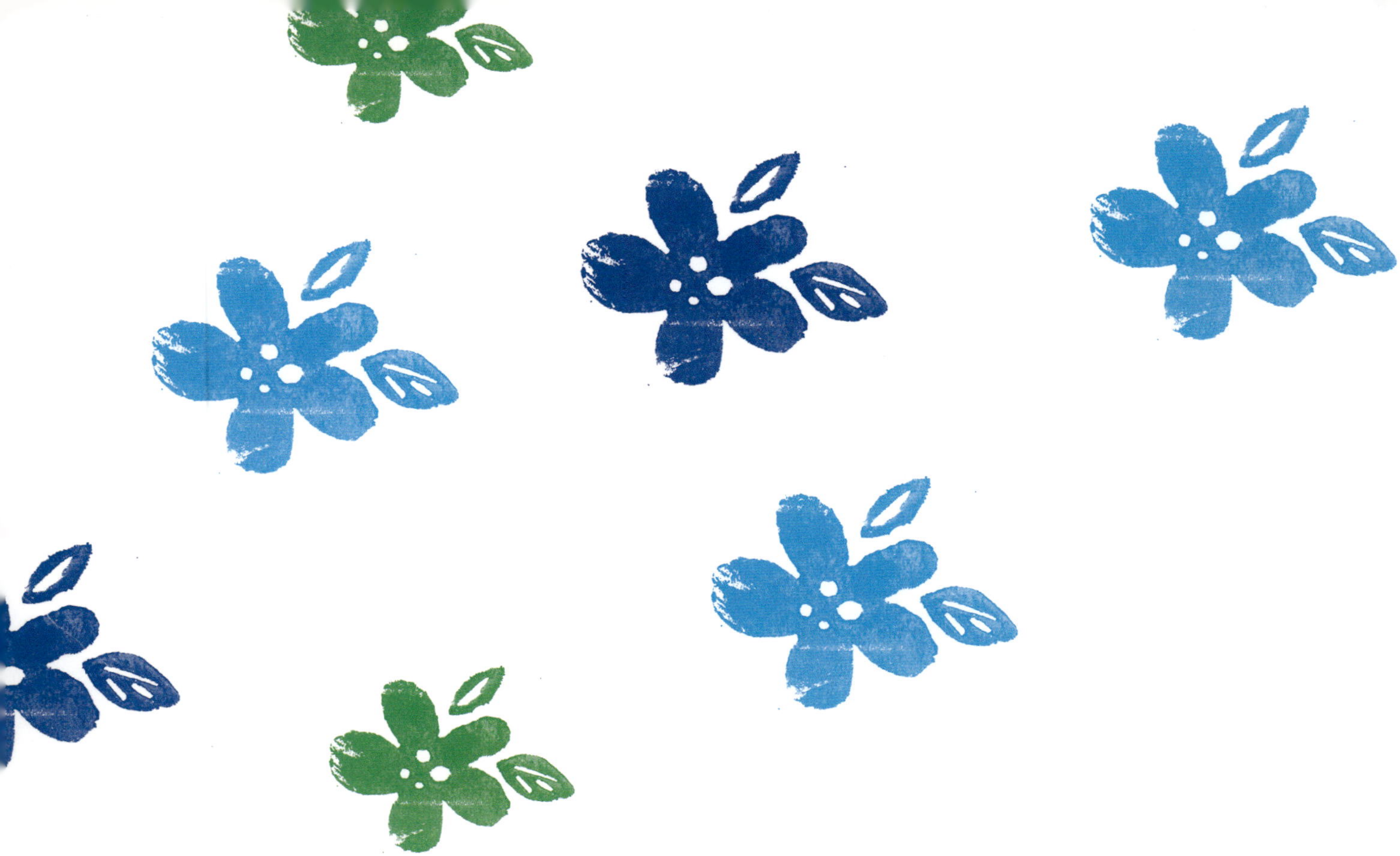

Antje Drössel

Das Schmuse-Wickel-Buch

Die besten Bewegungs- und Entspannungsübungen für Ihr Baby

Mit Illustrationen von Kristina Möller
und Fotografien von Anna Lysikow

Kösel

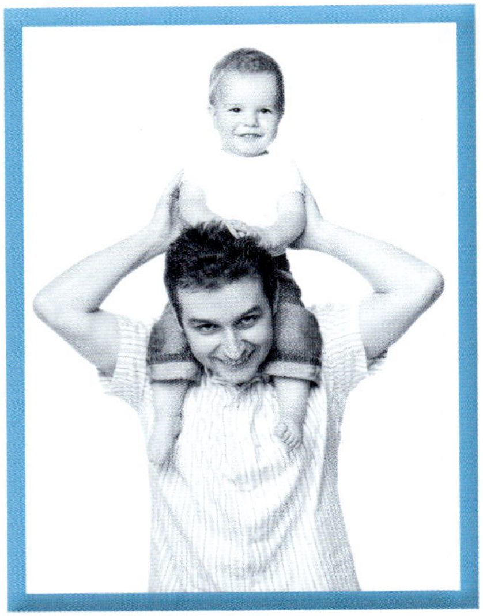

Für meinen Mann Sven, unseren Sohn Lasse Bo und für den kleinen Janne Lou, der während der Arbeit an diesem Buch zur Welt kam.

Wichtiger Hinweis

WellKin ist auf die Bedürfnisse gesunder Babys ausgerichtet. Bei Krankheiten oder Beschwerden sollte immer zuerst der Kinderarzt, die Hebamme oder der behandelnde Physiotherapeut konsultiert werden, bevor mit WellKin gestartet wird. Die einzelnen WellKin-Übungen, Liedtexte, Reime, Fingerspiele und Ratschläge in diesem Buch wurden von der Autorin mit größter Sorgfalt recherchiert und geprüft. Eine Garantie und Gewährleistung kann dennoch nicht übernommen werden. Die Ausführung der Übungen erfolgt in eigener Verantwortung. Eine Haftung vonseiten der Autorin oder des Verlages ist hiermit ausgeschlossen.

FSC www.fsc.org MIX Aus verantwortungsvollen Quellen FSC® C011124

Verlagsgruppe Random House FSC-DEU-0100
Das für dieses Buch verwendete FSC®-zertifizierte Papier
Hello Fat Matt 1,1 liefert Condat, Le Lardin Saint-Lazare, Frankreich.

Umschlag: fuchs_design, München
Umschlagmotiv: Foto: Anna Lysikow, Hintergrund: Kristina Möller
Fotos: Anna Lysikow, www.al-atelier.de
Illustrationen: Kristina Möller, Berlin
Druck und Bindung: Mohn Media, Gütersloh
Printed in Germany
ISBN 978-3-466-34556-4

Weitere Informationen zu diesem Buch und unserem gesamten lieferbaren Programm finden Sie unter www.koesel.de

WellKin® ist eine eingetragene Marke.
Zusätzliche Informationen erhalten Sie auch unter www.wellkin.de.

Inhalt

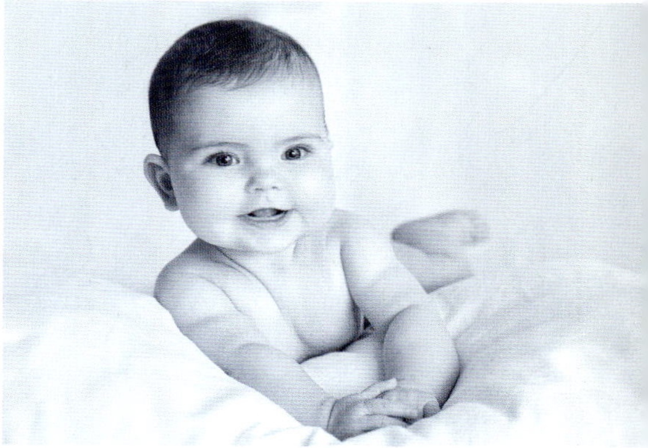

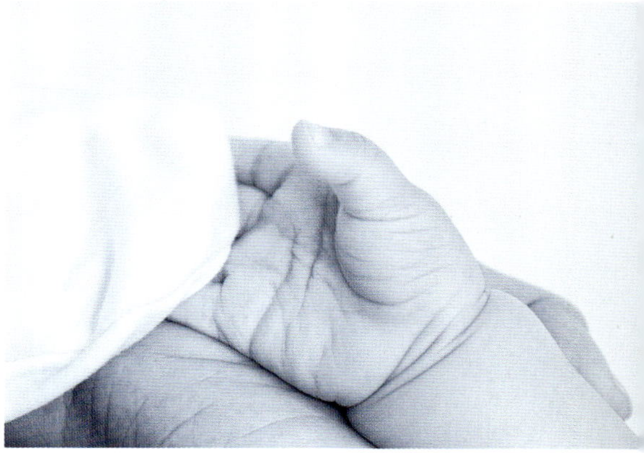

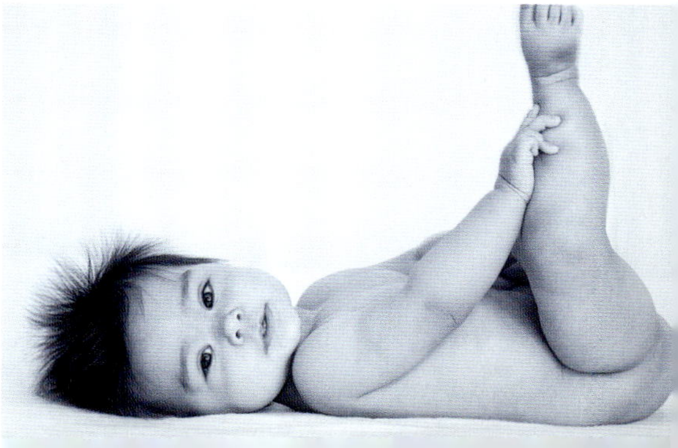

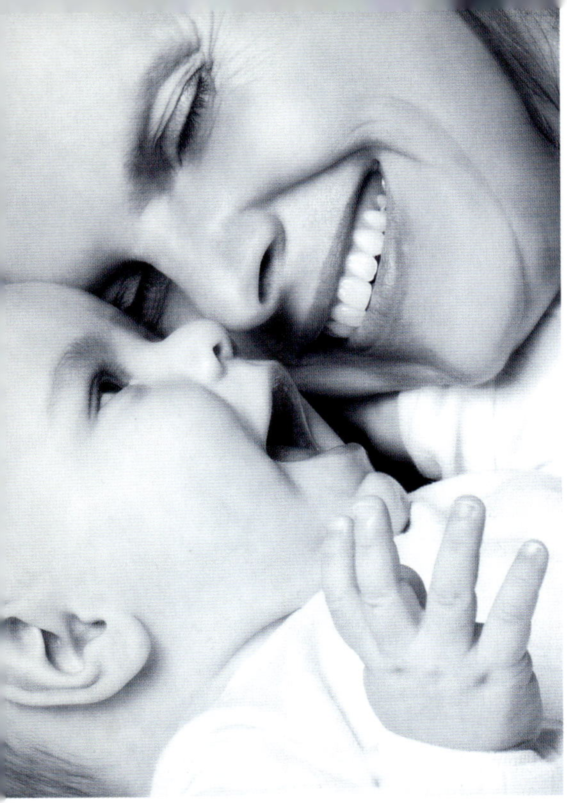

Wertvolle Momente miteinander genießen

Einleitung

Wie alles begann

Als ich schwanger wurde, ging für mich ein großer Traum in Erfüllung. Endlich – unser Wunschkind! Ich wollte einfach alles richtig machen. Schon Wochen vor der Geburt wälzte ich unzählige Bücher. Ich schien perfekt vorbereitet und dann kam er, der lang ersehnte Moment: mein Sohn Lasse Bo in meinen Armen. Ein unbeschreibliches Glücksgefühl, zweifelsohne. Aber dann lief doch alles ganz anders als geplant. Das Stillen klappte erst nach einigen Wochen, und ich fühlte mich trotz intensiver Vorbereitung oftmals ratlos.
Die vielen, teilweise auch gegenläufigen Meinungen verwirrten mich. Zum Glück fand ich in meinem Wohnort Marburg das perfekte Netzwerk an Baby-Kursen vor: Schmuse- und Bewegungsspiele, musikalische Früherziehung, Gymnastik, Massagen, PEKiP, SpielRaum nach Emmi Pikler ... So stellte ich schnell fest, dass ich nicht alleine mit meinen vielen Fragen war. Ich versuchte mit Lasse Bo das Erlernte im Alltag umzusetzen, scheiterte dabei aber an der Zeit. Ich fragte mich, ob es nicht möglich sei, einfach verschiedene Aspekte miteinander zu kombinieren und damit Synergien zu schaffen und zu nutzen. Damit war sie geboren – die WellKin-Idee.

Was ist WellKin?

WellKin (Wellnes für Windelkinder) ist das spielerische Wohlfühlprogramm beim täglichen Wickeln mit entwicklungsfördernden Bewegungs- und Entspannungsübungen aus aller Welt.

WellKin verbindet alltäglich notwendige Aufgaben bei der Babypflege mit abwechslungsreichen Bewegungs- und Entspannungsübungen. Die Übungen werden spielerisch mit einem bekannten Kinderlied, Reim oder Fingerspiel kombiniert. Dadurch entsteht eine selbstverständliche Pflegezeremonie, die sogar unliebsame Aufgaben angenehm und zu einer ganz intensiven Zeit der Eltern-Kind-Beziehung macht.
Das Windelkind wird hierbei mit gezielten und weltweit bewährten Übungen zur Entdeckung des eigenen Körpers angeregt, sein Körpergefühl wird gestärkt und die Geschicklichkeit gefördert. Liebevolle Massagen verwöhnen die zarte Babyhaut. Kinder lieben kleine und immer wiederkehrende Rituale. Sie geben ihnen Halt und trainieren ihr Gedächtnis. WellKin basiert auf einem kurzen Programm, das jeden Morgen und Abend beim Wickeln wiederholt wird. Morgens bieten aufmunternde Elemente einen guten Start in den Tag, und abends sorgen beruhigende Komponenten für eine Vorbereitung aufs Schlafengehen.
Das Ganze findet in wohliger Geborgenheit auf dem Wickeltisch statt. Ein enger Haut- und Augenkontakt fördert und stärkt die emotionale Bindung zwischen Eltern und Kind. Es macht Spaß, täglich neue Fertigkeiten gemeinsam zu entdecken und wertzuschätzen.

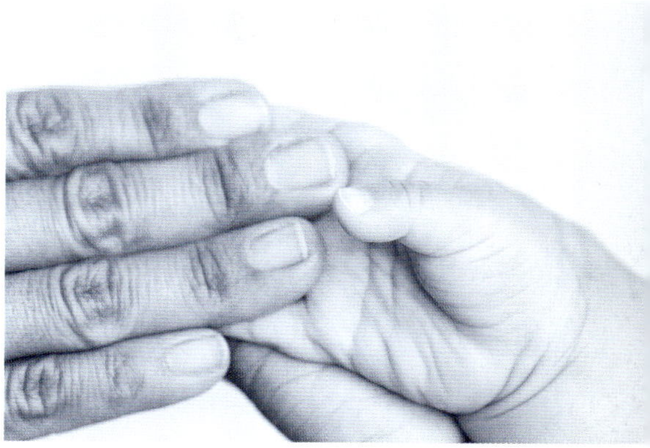

»Berührt zu werden gehört allein schon durch die Pflege zum alltäglichen Leben des Babys. Durch die Art und Weise der Berührung bekommt es wichtige Botschaften über Nähe, Liebe und Achtsamkeit, die mit Worten nur schwer übermittelt werden können.«
Anna Tardos

Was bringt WellKin meinem Baby und mir?

Anfangs dachte ich, dass ein Baby viel schläft und sich mit Weinen bemerkbar macht, wenn es etwas möchte. Weit gefehlt. Ich war fasziniert, wie mein Sohn jeden Tag eine andere kleine Bewegung und Geste erlernte. Das schönste Spielzeug wurde jedem Baby »in die Wiege« gelegt – der eigene Körper. Und der beste Ratgeber wurde jedem Elternteil bei der Geburt geschenkt – die eigene Einfühlungs- und Beobachtungsgabe. Durch WellKin wird diese sensibilisiert und trainiert. Wie das?
Bei WellKin werden täglich dieselben Übungen durchgeführt. Dadurch fallen die vielen kleinen und großen Entwicklungsschritte, die Ihr Baby in der ersten Zeit durchläuft, überhaupt erst auf. Ihnen aktiv beizuwohnen und den Moment zu genießen, ist wunderschön!
WellKin wird beim täglichen Wickeln durchgeführt. Eine Aufgabe, die von vielen als lästige Pflicht gesehen wird. Als etwas, das schnell zu erledigen ist und bei dem das Baby oft mit Spielzeug, einem Mobile oder einer Rassel in der Hand abgelenkt wird, damit es stillhält. Das Wickeln wird auf diese Weise zu einer mechanisch-unpersön-

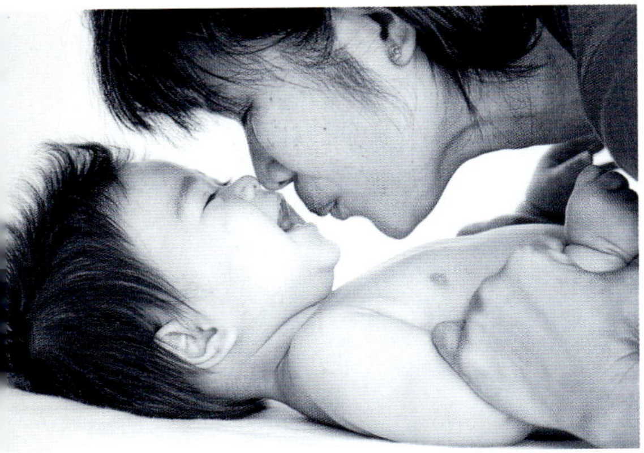

»Wir alle werden in unserem Leben positiv oder negativ von Erfahrungen geprägt, die sich häufig wiederholen. Eine der frühesten Erfahrungen machen wir, wenn wir gewickelt werden.«

Magda Gerber

lichen Angelegenheit degradiert und nicht selten wird dem Kind gerade in einer so intimen Situation ein schlechtes Körpergefühl vermittelt. Ein Baby muss sechs- bis siebenmal pro Tag gewickelt werden – Zeitbedarf insgesamt ca. 30 Minuten. Könnte man diese Zeit nicht aktiv und besser nutzen, als sie nur »hinter sich zu bringen«?

Nutzen Sie sie als Zeit zum Auftanken von Nähe und Zärtlichkeit und als etwas ganz Besonderes. Ihr Baby wird nach den intensiven Momenten der ungeteilten Aufmerksamkeit auch viel eher Freude daran haben, mit sich alleine zu spielen und Ruhe zu finden. Probieren Sie's aus.

Wie funktioniert WellKin?

WellKin orientiert sich am natürlichen Biorhythmus des Babys. Morgen- und Abendprogramm bauen gezielt aufeinander auf und berücksichtigen auch hygienische Aspekte. Aus diesem Grund wird beispielsweise auch von Kopf bis Fuß vorgegangen und nicht andersherum. Beide Programme bestehen aus 15 Übungen, und dem Baby kommen dabei 15 Minuten ungeteilte Aufmerksamkeit zugute.

Das *Morgenprogramm* enthält aufmunternde Bewegungs- und Lockerungsübungen, um den Kreislauf in Schwung zu bringen und für gute Laune zu sorgen. Das Baby wird einmal von Kopf bis Fuß mit einem warmen, angefeuchteten Tuch erfrischt und dabei gleichzeitig über eine anregende Massage vitalisiert. Durch Wärmezufuhr und Feuchtigkeit werden die Poren der Haut geöffnet, befreit und können so besser »atmen«. Außerdem fühlt sich das herrlich angenehm an. Der Wellnessfaktor ist höher, wenn das Wasser die ganze Zeit angenehm warm bleibt. Tipp: Stellen Sie sich eine Thermoskanne bereit und füllen Sie bei Bedarf warmes Wasser nach.

Falls Ihr Baby empfindlich auf Kälte reagiert, können Sie die Haut nach der Erfrischung sanft mit einem Tuch trocknen, um zu verhindern, dass Verdunstungskälte entsteht.

Das *Abendprogramm* enthält beruhigende Übungen. Das Baby kann mit ihnen das Tagesgeschehen verarbeiten, zur Ruhe kommen und wird so auf den Schlaf vorbereitet – das Abendprogramm ist sozusagen das »Betthupferl«. Das Kind wird bei einer ausgleichenden Ganzkörpermassage eingeölt und die Haut mit Nährstoffen für die Nacht versorgt. Das ist vorteilhaft, weil sich die Haut während des Schlafes regeneriert. Wichtig bei der Massage ist, dass ein gleichmäßiger Rhythmus entsteht. Eine Hand sollte immer in Hautkontakt bleiben, bis die andere mit der nächsten Bewegung fortfährt.

Los geht's! *Wenn Ihr Baby noch nicht zur Welt gekommen und genügend Zeit vorhanden ist*, rate ich Ihnen, das Buch wirklich einmal komplett zu lesen und jede Übung im »Trockentraining« (z.B. mit einer Puppe) durchzuführen. So haben Sie es später leichter und die Vorfreude auf Ihr Baby wird noch gesteigert. Wenn Ihr Baby dann vor Ihnen auf dem Wickeltisch liegt, starten Sie einfach mit der ersten Übung des Morgenprogramms und befolgen der Reihe nach die weiteren Übungen. Wenn Sie den Eindruck haben, dass eine Übung nicht »ankommt«, dann lassen Sie diese einfach aus. Probieren Sie es gleich am nächsten Tag noch einmal und prüfen Sie, ob sie vielleicht heute besser aufgenommen wird. Ihr Baby wird in den ersten Wochen und Monaten mit viel Neuem konfrontiert. Da kann es sein, dass es sich an die ein oder andere Übung erst einmal gewöhnen muss.

Wenn Ihr Baby bereits geboren ist und/oder Sie wenig Zeit zur Verfügung haben, können Sie auch quer einsteigen. Bevor Sie beginnen, empfehle ich Ihnen, die Anleitungen von Seite 8–15 durchzulesen. Suchen Sie sich anschließend am besten jeweils zwei oder drei Übungen aus dem Morgen- und Abendteil heraus, die Ihnen am besten gefallen. Erweitern Sie Ihr persöhnliches Programm im Laufe der Zeit. Gehen Sie in aller Ruhe vor, nur dann wird Ihr Baby auch begeistert sein.

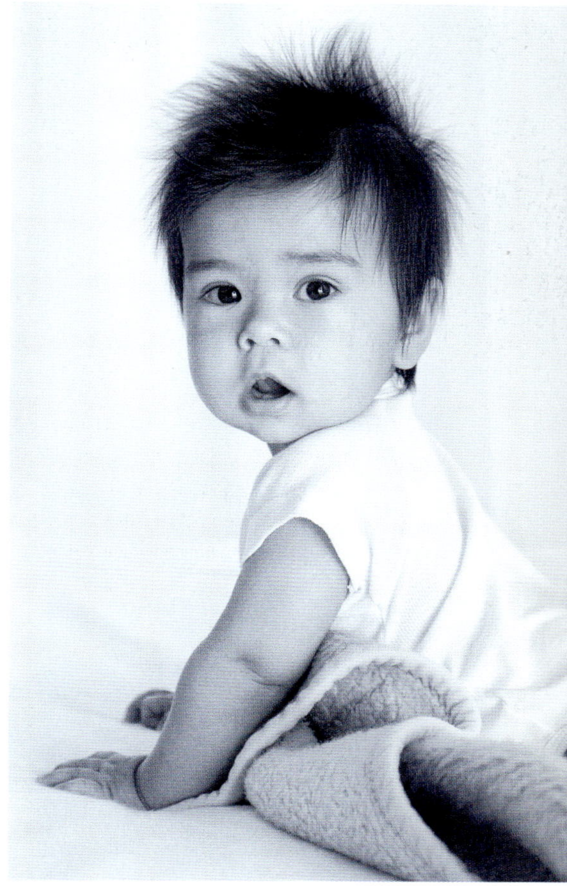

Oberstes WellKin-Gesetz: Ihr Baby und Ihr Gefühl entscheiden.

Stellt sich noch die Frage nach dem *Wann*. Direkt nach der Geburt wird es Ihr Baby lieben, wenn Sie es mit ersten Massage- und Streicheleinheiten verwöhnen. Mit dem kompletten WellKin-Programm können Sie dann ab dem Alter von sechs bis acht Wochen beginnen. Grundsätzlich sollten Sie Ihr Baby nie direkt nach dem Essen massieren oder Gymnastik mit ihm machen. Zwischen der Mahlzeit und WellKin sollte etwa eine halbe Stunde Pause liegen.

Es bietet sich an, das morgendliche WellKin-Programm mit dem ersten oder zweiten Wickeln durchzuführen. Das abendliche WellKin-Programm sollte beim letzten Wickeln vor dem Zubettgehen stattfinden.

Was prinzipiell beim Umgang mit dem Baby vermieden werden sollte, ist ein Ziehen an den Gelenken. Bitte beachten Sie dies auch bei den WellKin-Übungen. Es geht nicht darum, einen Preis für die akkurateste Ausführung und perfekte Streckung zu erhalten, sondern darum, dass Sie beide Spaß haben und es Ihnen gut geht!

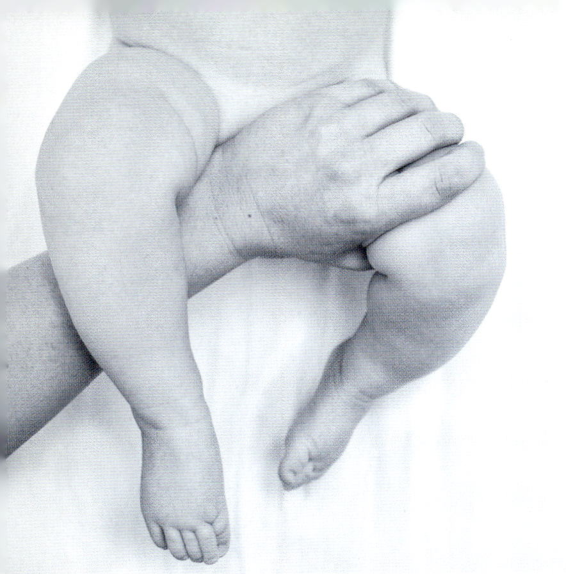

Zum Wickeln und Hochheben des Pos den Oberschenkel umfassen, um die zarten Gelenke zu schützen, oder über die Seitenlage wickeln.

Was wird für WellKin benötigt?

Sie können WellKin überall durchführen. Am rückenfreundlichsten für Sie selbst ist allerdings der Wickeltisch. Legen Sie am besten ein flauschiges **Handtuch** oder **Kapuzentuch** auf die Wickelauflage, das Sie gegebenenfalls auch mal über die Beinchen oder den Bauch des Babys einschlagen können. Eine **Wärmelampe über dem Wickeltisch** ist vorteilhaft. Sie erspart Neugeborenen den Stress, der mit ungewohnten Temperaturschwankungen verbunden ist. Vor der Geburt war das Baby an die Körpertemperatur im Mutterleib gewöhnt. Daher fühlt es sich in einer warmen Umgebung am wohlsten. Je nach Bedarf können Sie ihm zusätzlich eine Wärmflasche unter das Handtuch an die Füßchen legen.

Für die Massage im Morgenprogramm benötigen Sie ein dünnes **Waschtuch** oder einen dünnen **Waschlappen** und ein **Massagetuch** oder eine **Mullwindel**. Bei den Fotoaufnahmen haben wir für beides den WellKin-Handschuh verwendet. Außerdem brauchen Sie für eine Übung eine **Babybürste**. Stellen Sie sich eine **Waschwanne mit drei Kammern** bereit, die Sie mit warmem Wasser befüllen. Die erste Kammer dient zur Reinigung des Pos. Die zweite Kammer ist für das Waschen der eigenen Hände gedacht, und das Wasser der dritten Kammer wird zur Erfrischung bei den Morgenübungen benötigt. Sie können alternativ natürlich auch drei einzelne Schalen mit Wasser füllen.

Für das Abendprogramm benötigen Sie **Massageöl**, damit Ihre Finger sanft und fließend über die zarte Babyhaut gleiten können. Für ein besonderes Verwöhnerlebnis können Sie es vor der Massage in einem Fläschchenwärmer anwärmen, dann fühlt es sich noch angenehmer an. Durch die Massage und das entsprechende Öl gelangen Nährstoffe wie Vitamine, Fette, Mineralstoffe oder Spurenelemente über die Haut nach innen. Diese Erkenntnis hat sich die indische Heilkunst des Ayurveda zunutze gemacht. Bei der Massage werden hier gezielt Öle eingesetzt, die auf eine spezielle Ernährung abgestimmt sind. Für eine optimale Wirkung sollten Sie bei WellKin auf **hochwertige Öle** (am besten aus Bio-Qualität) zurückgreifen, die kalt gepresst und naturbelassen sind.
Bei sehr **trockener und sensibler Babyhaut**, die zu Hautirritationen neigt, empfiehlt sich das allgemein gut verträgliche Olivenöl oder Jojobaöl. Beide zeichnen sich durch ihre entzündungshemmenden Eigenschaften aus. Sie verfügen über eine

CHECKLISTE

- ✓ Immer in Körper- und Blickkontakt mit dem Baby auf dem Wickeltisch bleiben.
- ✓ Alle Utensilien vor Gebrauch zurechtlegen.
- ✓ Die Augen Ihres Babys nicht verdecken.
- ✓ Kein Öl ins Auge Ihres Babys bringen.
- ✓ Massageöl in der Armbeuge auf Verträglichkeit testen.
- ✓ Ätherische Öle nur in verdünnter Form (drei Tropfen auf 100 Milliliter Basisöl) und nie ins Gesicht bringen.
- ✓ Kein WellKin mit vollem Bauch!
- ✓ WellKin nur dann, wenn man sich auch genügend Zeit und Ruhe dafür nehmen kann!

vorteilhafte Fettsäuren-Zusammensetzung, die beruhigt, schützt und glättet, sodass die Feuchtigkeit in der Haut länger gespeichert wird. Für eine **intensive und reichhaltige Pflege** bietet sich entweder süßes Mandelöl oder Sesamöl an. Reich an ungesättigten Fettsäuren fördern sie die Elastizität und Geschmeidigkeit der Haut. Die Nährstoffe werden bei diesen Ölen bestens von der Haut aufgenommen. Beim Auftragen hinterlassen sie einen feinen Film auf der Hautoberfläche, sodass die Streicheleinheiten bei Ihrem Baby besonders gut ankommen. Ein wertvolles und nahrhaftes Öl stellt auch das Weizenkeimöl dar. Es umhüllt und schützt die zarte Babyhaut mit sanfter Pflege. Reich an Provitamin A und E unterstützt es die Zellerneuerung und die Regeneration **empfindlicher Haut**. Sie können natürlich auch auf fertige Massageöl-Mischungen aus dem Handel zurückgreifen. Allerdings sollten Sie darauf achten, dass das Öl frei von synthetischen Duft-, Farb- und Konservierungsstoffen ist und keine Rohstoffe auf Mineralölbasis enthält.
Ein Baby nimmt selbst leichte Düfte intensiv wahr. Eine »Überdosierung« wird sehr schnell als unangenehm empfunden. Für die tägliche WellKin-Anwendung rate ich Ihnen daher, auf jegliche Parfum- oder Duftzusätze zu verzichten. **Ätherische Öle** können Abhilfe bei verschiedenen Beschwerden bieten (z.B. Fenchel bei Bauchschmerzen oder Lavendel bei starker Beunruhigung). Diese sollten Sie jedoch für außergewöhnliche Situationen im Auge behalten und sich unbedingt vor der Anwendung mit Ihrer Hebamme oder Ihrem Kinderarzt absprechen.

Was Sie sich sonst noch zulegen könnten sind **einfarbig transparente Chiffontücher** (z.B. im Spielzeughandel) oder bunte Seidentücher. Diese eignen sich hervorragend zum interaktiven Spielen und zur Abwechslung bei den WellKin-Übungen. Aber auch mit den Kleidungsstücken des Babys kann man prima »Verstecken« spielen und »zaubern«.

Prinzipiell sollten Sie sich bei WellKin ganz auf Ihr Baby (und umgekehrt Ihr Baby auch auf Sie) einstellen und konzentrieren. Alles, was Sie Ihrem Kind zum eigenständigen Spielen in die Hand drücken oder vor seine Augen hängen, lenkt ab. Ihr Baby wird mit der Entdeckung der Gegenstände beschäftigt sein und den Kontakt zu Ihnen verlieren. Verzichten Sie bei WellKin also lieber ganz auf Rasseln und ähnliche Spielsachen, um sich auf das Wesentliche zu konzentrieren – sich selbst und Ihr Baby!

BENÖTIGTE WICKEL- UND WELLKIN-UTENSILIEN

- ✓ Flauschiges Handtuch oder Kapuzentuch
- ✓ Dünnes Waschtuch oder dünner Waschlappen
- ✓ Massagetuch oder Mullwindel
- ✓ Waschwanne mit drei Kammern oder drei einzelne Schüsseln
- ✓ Babybürste
- ✓ Massageöl
- ✓ Wärmequelle über dem Wickeltisch
- ✓ Einfarbig transparentes Tuch
- ✓ Massageball
- ✓ Frische Windel und Wechselkleidung
- ✓ Thermoskanne zum Nachfüllen von warmem Wasser
- ✓ evtl. Wärmeflasche für die Füße

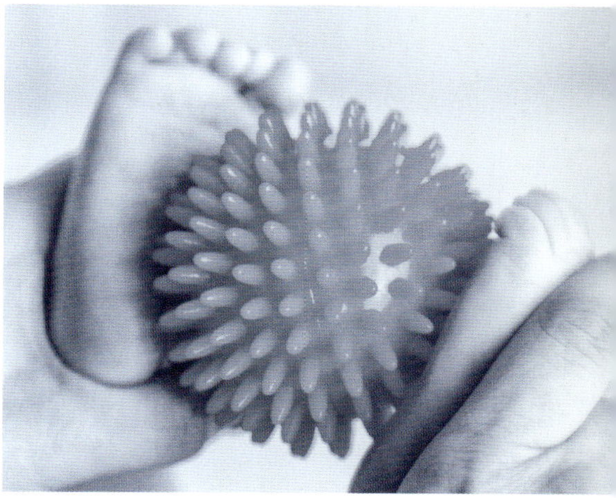

Ihr Baby ist besonders quengelig und Sie möchten es auf andere Gedanken bringen? Igel-Massagebälle, die man sanft über die Haut gleiten lässt, bewirken kleine Wunder.

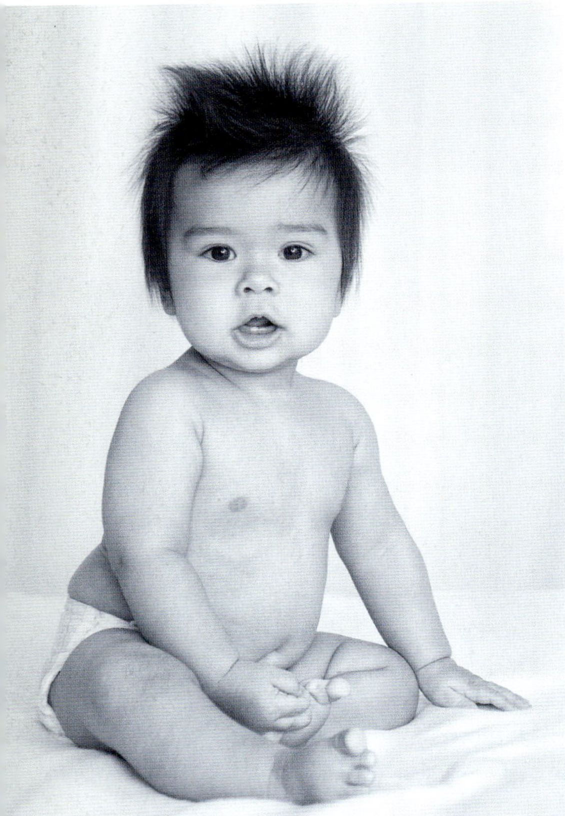

Für Kontinuität und Sicherheit in der Anwendung wurden die Übungen des Morgen- und Abendprogramms so aufeinander abgestimmt, dass sie einander ähneln.

Was muss ich sonst noch wissen?

Heutzutage gibt es eine Vielzahl von Produkten und Angeboten rund ums Baby. Da hat man oftmals »die Qual der Wahl«. Standen Sie nicht auch schon mal vor dem Regal, um beispielsweise »einfach nur« einen Babybrei zu kaufen, und wurden plötzlich mit einer schier unüberblickbaren Auswahl an Produkten und neuen Begriffen konfrontiert? Auch Babykurse sind heutzutage so vielfältig, dass die Auswahl schwerfällt und man aufpassen muss, dass man sich und sein Baby nicht im Übereifer mit zu viel überfrachtet. Bei WellKin werden einzelne Angebote, die bisher wie eine Insel im offenen Meer emporragten, miteinander kombiniert. Bildlich gesehen pendelt das WellKin-Segelboot aber nicht nur von Insel zu Insel und verbindet sie. Durch die gezielte Kombination werden auch Synergien geschaffen – heißt also 1+1=3. Auf die Inseln wird sozusagen etwas Schönes gebaut. Beispielsweise werden dem Baby beim WellKin-Morgenprogramm die Händchen gewaschen und gleichzeitig mit einer Shiatsu-Massage stimuliert. Dabei wird mit dem Baby zusammen ein fröhliches Fingerspiel gespielt, was die Feinmotorik schult und das Sprachgefühl fördert.

WellKin basiert auf einem erprobten Methoden-Mix aus unterschiedlichen Kulturen. Die Bereiche, sozusagen die »Inseln«, auf denen WellKin aufbaut, sind die **ayurvedische** und die **klassische Massage**, **Shiatsu** sowie **Yoga** und **Gymnastik**. Diese werden, wie schon gesagt, mit **Reimen**, **Liedern** und **Fingerspielen** kombiniert.

Außerdem finden Sie Tipps und Tricks zur eigenen Entspannung mit **Mudras**, **Marmapunkt-Massagen** oder **Jin Shin Jyutsu** unter der Überschrift **Zeit für mich!** Möchten Sie sich näher über die einzelnen Bereiche informieren, hilft Ihnen die Literaturliste im Anhang weiter.

Ayurvedische und Marmapunkt-Massage

Ayurveda ist eine ganzheitliche Gesundheitslehre, die mehrere Tausend Jahre alt ist und sich bis heute bewährt hat. Ihr Ursprung liegt in Indien. So stammt der Begriff Ayurveda aus dem Sanskrit, der Sprache der alten vedischen Hochkultur Indiens. »Ayus« bedeutet Leben und »Veda« Wissen. Ganzheitlich heißt, dass Körper, Geist und Seele gleichermaßen berücksichtigt und harmonisiert werden. Aber auch, dass der Mensch kein isoliertes Wesen ist, sondern als Teil seiner Umwelt gesehen wird.

Zur Harmonisierung, also zum Herbeiführen eines Gleichgewichts, werden verschiedene Techniken eingesetzt, wie beispielsweise »*Abhyanga*«, die traditionelle Ganzkörpermassage, oder die *Marmapunkt-Massage*. Beide Techniken werden bei WellKin miteinander kombiniert.
Marmapunkte, auch als Vital- oder Energiepunkte bezeichnet, sind Steuerpunkte, an denen Energiebahnen, Nerven, Sehnen, Bänder und Muskeln zusammenlaufen.
Es gibt 108 davon und deren Stimulation wird eingesetzt, um Energieblockaden und die damit verbundenen Beschwerden zu lösen und Selbstheilungskräfte zu aktivieren.
Die Marmapunkt-Massage wird ebenfalls eingesetzt, um den Körper zu entgiften, zu vitalisieren und zu stärken. Oder auch, um den Geist zu klären und zu entspannen.
Bei der ayurvedischen (bzw. indischen) Babymassage wird *zu den Fingerspitzen und Zehen hin* ausgestrichen. Somit kann überflüssige Energie nach außen abfließen und Körper sowie Geist können zur Ruhe kommen. Dies machen die indischen Massagestreichungen zur idealen Ausgangsbasis für das beruhigende Abendprogramm.

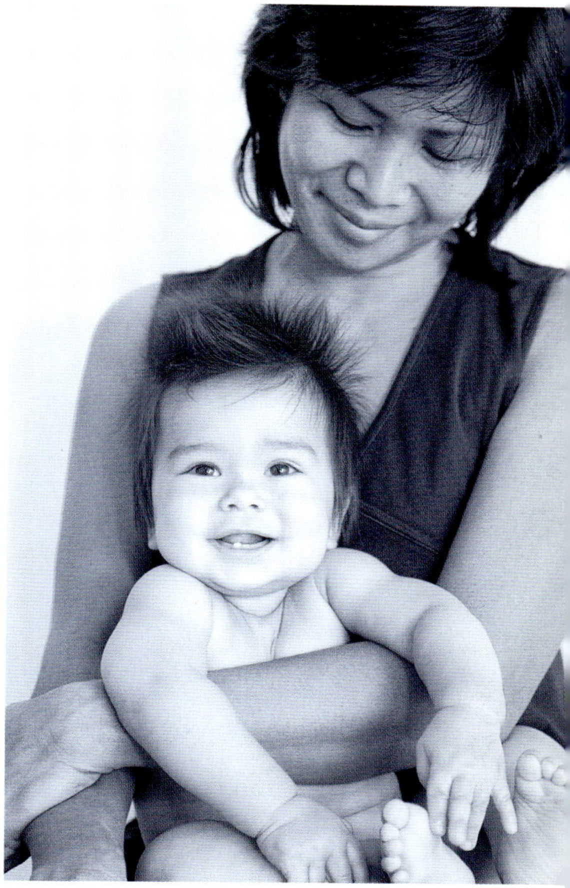

Instinktiv berühren wir im Alltagsleben die richtigen Marmapunkte. So streicht eine Mutter genau dort tröstend über das Babyköpfchen, wo der Marmapunkt »Adipati« liegt, nämlich an der obersten Stelle des Kopfes. Dieser hat einen beruhigenden Einfluss auf das Nervensystem.

Klassische Massage

Die klassische Massage wird auch als »schwedische Massage« bezeichnet, da sie vom Schweden Pehr Henrik Ling (1776–1839) auf der Basis alter Methoden (weiter-)entwickelt wurde. Die schwedisch-klassische Massage beinhaltet fünf Massagetechniken. Eine davon ist die sogenannte »Effleurage«, die Streichmassage, die sich aufgrund ihrer zarten Berührung hervorragend für die Babymassage eignet und weit verbreitet ist. Im Gegensatz zur ayurvedischen Massage werden schwedische Streichungen *zum Herzen hin* durchgeführt. Sie stimulieren den venösen Blutstrom sowie den Lymphabfluss und sind anregender Natur. Bei WellKin werden die schwedisch-klassischen Streichungen daher innerhalb des Morgenprogramms zur Anregung durchgeführt.

Shiatsu

Shiatsu ist eine Form der Fingerdruck-Massage und Körpertherapie. Heute wird sie vor allem in Japan praktiziert. Sie vereint die traditionellen Erkenntnisse aus der chinesischen Akupressur mit modernen Behandlungstechniken. Der Name setzt sich aus den japanischen Begriffen »Shi« = Finger und »Atsu« = Druck zusammen. Beim Shiatsu werden die Energiebahnen (Meridiane) des Körpers durch sanften Fingerdruck stimuliert. Ziel der Massage ist es, ein optimales Wirken von »Chi« zu fördern. Als »Chi« wird im Japanischen die Lebensenergie bezeichnet, deren ungehinderter Fluss für Lebensfreude und Gesundheit sorgt. Beschwerden, wie Ruhelosigkeit oder Unwohlsein, werden als Störungen im Energiefluss begründet. Ebenso wie beim Ayurveda ist auch das Shiatsu ein ganzheitlicher Ansatz. Liebevoll zu berühren, Nähe und Geborgenheit zu schenken und dabei gezielt auf die Meridiane einzuwirken kann bei vielen klassischen Babybeschwerden, wie Bauchschmerzen, dem Zahnen oder bei Einschlafproblemen, weiterhelfen. Daher erfreut sich das Shiatsu für Babys auch in unseren Breitengraden immer größerer Beliebtheit. Bei WellKin werden sogenannte »Glücksgriffe« aus dem Shiatsu gezielt im Morgen- und Abendprogramm eingesetzt und kombiniert.

Jin Shin Jyutsu

Eine weitere Physio-Philosophie, die ebenfalls in Japan praktiziert wird, ist das *Jin Shin Jyutsu*. Sie wurde von ihrem Begründer Jiro Murai (1886–1961) benannt und von Mary Burmeister auch in westlichen Kulturkreisen verbreitet. Sie beschäftigt sich ebenfalls mit der Harmonisierung der Lebensenergie im Körper. Beim Jin Shin Jyutsu werden sogenannte »Energieschlösser« durch die Finger und das Auflegen der Hände stimuliert. Auch aus diesem Bereich sind Tipps und Tricks für das Alltagsleben als frischgebackene Eltern integriert.

Yoga

Yoga ist seit mehreren Tausend Jahren bekannt und gilt als eine der ältesten Methoden, um mit körperlichen Übungen und Meditation den Körper, Geist und die Seele in Einklang zu bringen. In verschiedenen Fitness-Zentren werden heutzutage auch Kurse wie »Power Yoga« angeboten. Ein verwirrender Begriff, denn Yoga ist keine Gymnastik und auch keine Akrobatik. Es geht nicht im Geringsten darum, eine bestimmte vorgegebene Endposition zu erreichen und diese mit möglichst viel »Power« bzw. angestrengter und nachhelfender Dehnung zu erreichen. Dies wirkt sogar kontraproduktiv. Ziel ist es vielmehr, zur Ruhe zu kommen, sich zu sammeln und neue Energie zu schöpfen.
Yoga ist streng genommen eine ganze Lebensphilosophie, die Bereiche wie Ethik, Moral und Verhalten einbezieht. Eine Zielsetzung, die sich auch andere fernöstliche Heilkünste auf die Fahne geschrieben haben. Und in der Tat kommt dem Yoga

beispielsweise innerhalb des Ayurveda eine unverzichtbare Rolle zu. Im Laufe der Jahrtausende haben sich im Yoga verschiedene Richtungen ausgebildet, die jedoch alle die gleiche Zielsetzung verfolgen. Eine der bekanntesten davon ist das indische »*Hatha*« *Yoga*, das mit Bewegungs- und Ruhestellungen, den sogenannten »**Asanas**«, arbeitet. Diese werden in Indien ebenfalls in der ayurvedischen Babymassage befolgt. Und auch bei WellKin gehören drei »Asanas« zum festen Bestandteil.

Sehr wichtig beim Yoga ist eine **tiefe und bewusste Atmung**, auf die man seine ganze Konzentration legt. Sie steuert Emotionen und hilft zu entspannen. Wenn wir uns aufregen, weil wir uns beispielsweise bemühen, ein schreiendes Baby zu beruhigen, wird unsere Atmung automatisch schnell und flach. Wir atmen dann hauptsächlich in die Brust, und der Körper wird in Alarmbereitschaft versetzt. In einem Entspannungszustand wie beim Schlafen dagegen wird unsere Atmung ruhig und tief. Wenn wir nach körperlicher Aktivität an der frischen Luft eine Verschnaufpause machen, atmen wir tief in den Bauch, und der Körper holt sich über den Sauerstoff neue Kraft und Energie. Die Erkenntnisse der Atemtechnik lassen sich gezielt nutzen und perfekt in den Alltag mit dem Baby integrieren. Durch eine betont ruhige und tiefe Bauchatmung bei den einzelnen WellKin-Übungen können Sie Ihr Baby mit Ruhe und Energie anstecken. Sie sorgen aber auch dafür, dass Sie selbst entspannter werden, den Moment genießen und daraus neue Kraft schöpfen. Die gezielte Atmung kann überall und jederzeit eingesetzt werden.

Mudras sind sozusagen Finger-Yoga-Übungen, die ähnlich wie eine Meditation dazu dienen, sich zu sammeln und den Geist zur Ruhe kommen zu lassen. Sie werden optimiert durch die richtige Atmung. In den Händen verlaufen die Meridiane und jeder Finger hat einen Einfluss auf unsere inneren Organe und auf physiologische Prozesse. Viele Eltern neigen dazu, sich in der ersten Zeit nach der Geburt vollkommen auf das Baby zu konzentrieren und sich selbst dabei zu vergessen. Für das eigene Wohlfühlprogramm finden Sie innerhalb der WellKin-Übungen verschiedene Mudras. Es heißt, dass bereits 15 gezielte Atemzüge dreimal täglich ausreichen, um zu entspannen und Kraft aufzutanken. Suchen Sie sich aus dem Buch am besten drei verschiedene Mudras aus (oder eine, die Ihnen besonders gefällt) und üben Sie diese täglich. Als zusätzliche Rückbildungsgymnastik kann beim Ausatmen die Beckenbodenmuskulatur angespannt und beim Einatmen wieder gelockert werden. Sie finden die Mudras auf den Seiten 22, 30, 50, 100 und 126. Probieren Sie's aus!

»Asanas« helfen dem Baby, seine innere Mitte zu finden, Körperkoordination und Beweglichkeit zu erlernen, und unterstützen es in seiner motorischen Entwicklung.

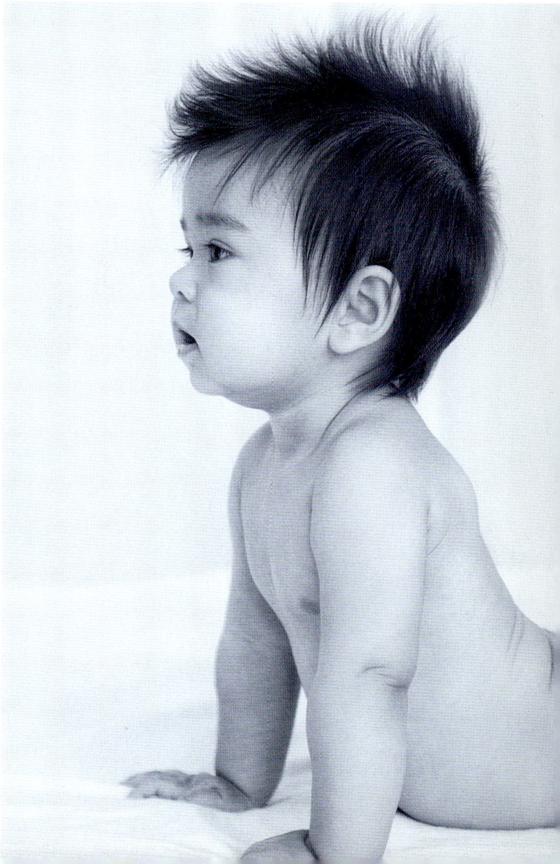

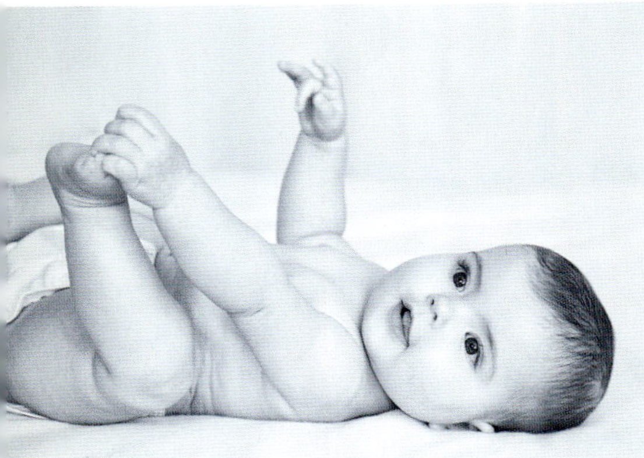

Natürliches Hand-Fuß-Mundspiel

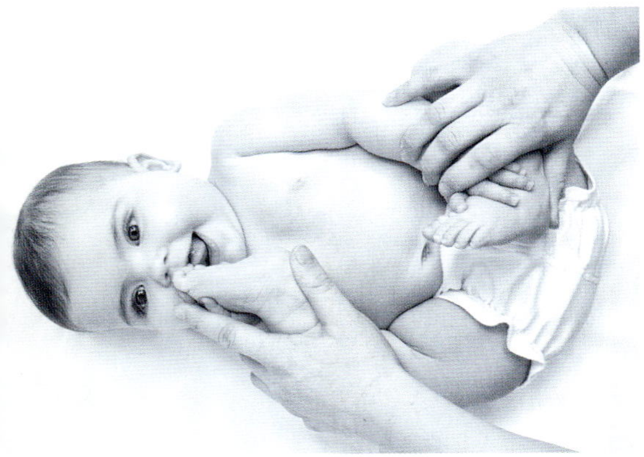

Eine gute Übung für zwischendurch ist das geleitete Hand-Fuß-Mundspiel. Ihre beiden kleinen Finger stützen jeweils die Innenseite des Baby-Knies, die Daumen liegen auf der Ferse und die Zeigefinger auf den Fuß-Außenkanten. Führen Sie nun abwechselnd den großen Zeh zum Mund. Sie können das Gymnastikspiel ausweiten, indem Sie zuvor sanft die Füße aneinanderklatschen oder Sie die Händchen miteinbeziehen.

Gymnastik

Mit Babygymnastik können Sie Ihr Baby in seiner gesunden Entwicklung unterstützen und seinen Bewegungsapparat stärken. Durch die täglichen Übungen, bei denen verschiedene Körperteile gleichzeitig oder auch nacheinander bewegt werden, lernt Ihr Baby überdies seinen Körper besser kennen und seine Bewegungen zu koordinieren. Auch bei kleineren Beschwerden, wie beispielsweise Blähungen, kann Gymnastik weiterhelfen. Die im Morgen- und Abendprogramm integrierten Übungen dienen allerdings nicht dazu, Fehlstellungen zu korrigieren oder Krankheiten zu lindern. Dazu gibt es andere Therapien, die Sie mit Ihrem Kinderarzt oder Physiotherapeuten absprechen sollten. Bei der WellKin-Gymnastik geht es nicht darum, akrobatische Meisterleistungen und Verrenkungen durchzuführen wie beim *Cirque du Soleil*, sondern darum, durch Bewegung Spaß und Freude zu haben. Wenn Sie die Übungen achtsam ausführen und Ihr Baby aktiv dabei ist, lacht oder einfach nur sichtlich genießt, dann erfüllt die Übung genau ihren Zweck!

Die einzelnen WellKin-Gymnastikübungen basieren auf Bewegungen, die ein Baby von sich aus täglich macht. Außerdem werden angeborene Reflexe gekonnt ausgenutzt. Ein gutes Beispiel dafür ist das »natürliche Hand-Fuß-Mundspiel«. Bereits im Bauch, etwa im vierten Schwangerschaftsmonat, führt das Baby seine Hände zum Mund. Es befühlt seine Fingerchen mit den Lippen, der Zunge und saugt daran. Kaum auf der Welt, können wir diesem Spiel zuschauen und bestaunen, mit welcher Intensität und Faszination das Baby seine eigenen Händchen betrachtet. Im nächsten Schritt kommen die Füße hinzu. Auch sie werden zum Mund geführt, eingehend erkundet und erforscht. Ganz nebenbei stellt dieses Spielverhalten die beste Ganzkörpergymnastik dar und unterstützt wichtige Entwicklungsschritte wie das Greifen oder die Körperkoordination.

Kinderlieder, Reime und Fingerspiele

Wissenschaftliche Studien belegen, dass Musik für die Entwicklung von großer Bedeutung ist. Sie schult und sensibilisiert das Gehör und die Wahrnehmung. Diese sind wiederum für andere Fertigkeiten, wie beispielsweise das Erlernen der Sprache, wichtig. Musik spricht sowohl die logisch-abstrakte linke Gehirnhälfte als auch die emotional-kreative rechte Gehirnhälfte an und trainiert so das wichtige Zusammenspiel der beiden. Kleine Kinder nehmen Musik und Bewegung als Einheit wahr. Diesem ganzheitlichen Gedanken wird WellKin gerecht. Babys und Kleinkinder bewerten Musik (noch) nicht, sie genießen nur. Sie brauchen sich daher keine Gedanken machen, ob Sie beim Vorsingen den Ton perfekt treffen. Ihr Kind liebt Ihre Stimme. Bereits im Bauch wurde es durch den Herzrythmus seiner Mutter beruhigt und lernte wiederkehrende Stimmen voneinander zu unterscheiden. Durch Musik werden Gefühle und Bilder im Gehirn verankert, die es niemals vergessen wird.

Auch Reime und Fingerspiele haben einen positiven Einfluss auf die Entwicklung des Babys, so Bernd Brucker in seinem Buch *Fingerspiele*. Er beschreibt, wie beispielsweise Zählspiele mit den Fingern dem Baby dazu verhelfen, ein Gespür für Reihenfolgen zu bekommen und es lernt, seine Finger unabhängig voneinander zu bewegen. Oder wie Kosespiele zum Erlernen von sozialer Kompetenz und emotionaler Bindung beitragen können. Bei WellKin sind neben diesen auch Aktionsspiele integriert, wie beispielsweise die »Zappelmänner« auf Seite 21, die das Baby dabei unterstützen, eine kleine Geschichte und Zusammenhänge nachzuvollziehen.

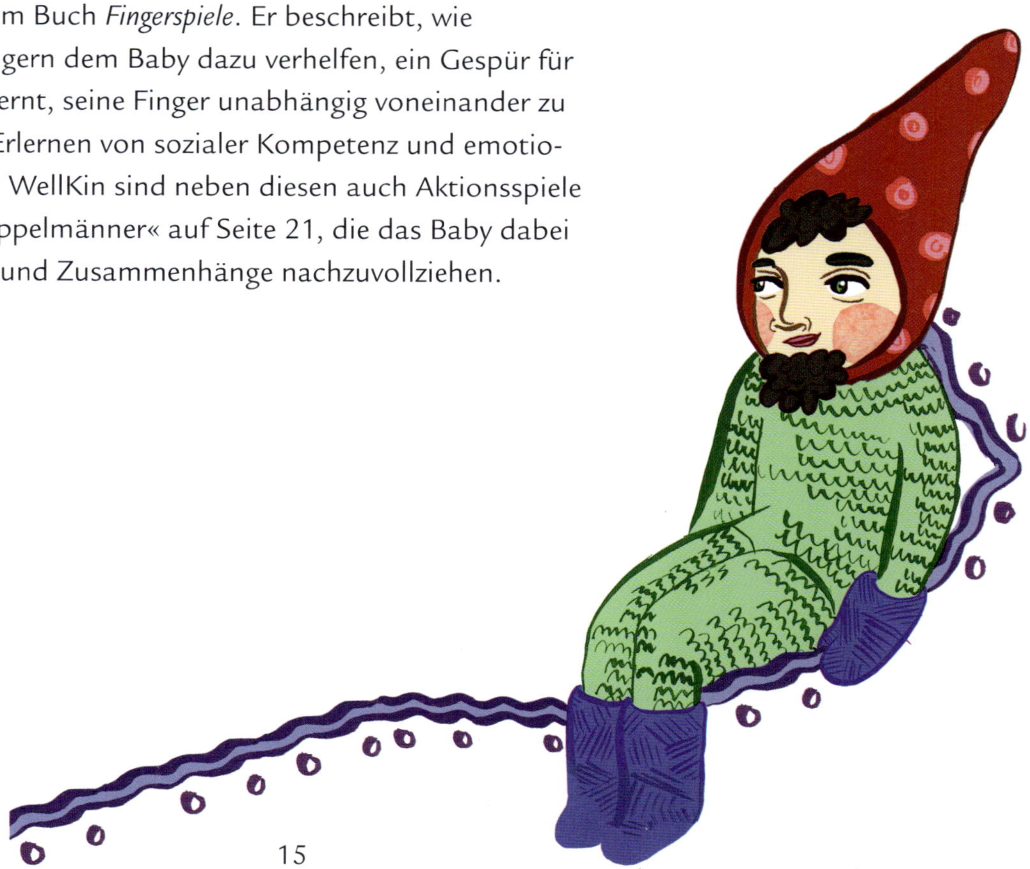

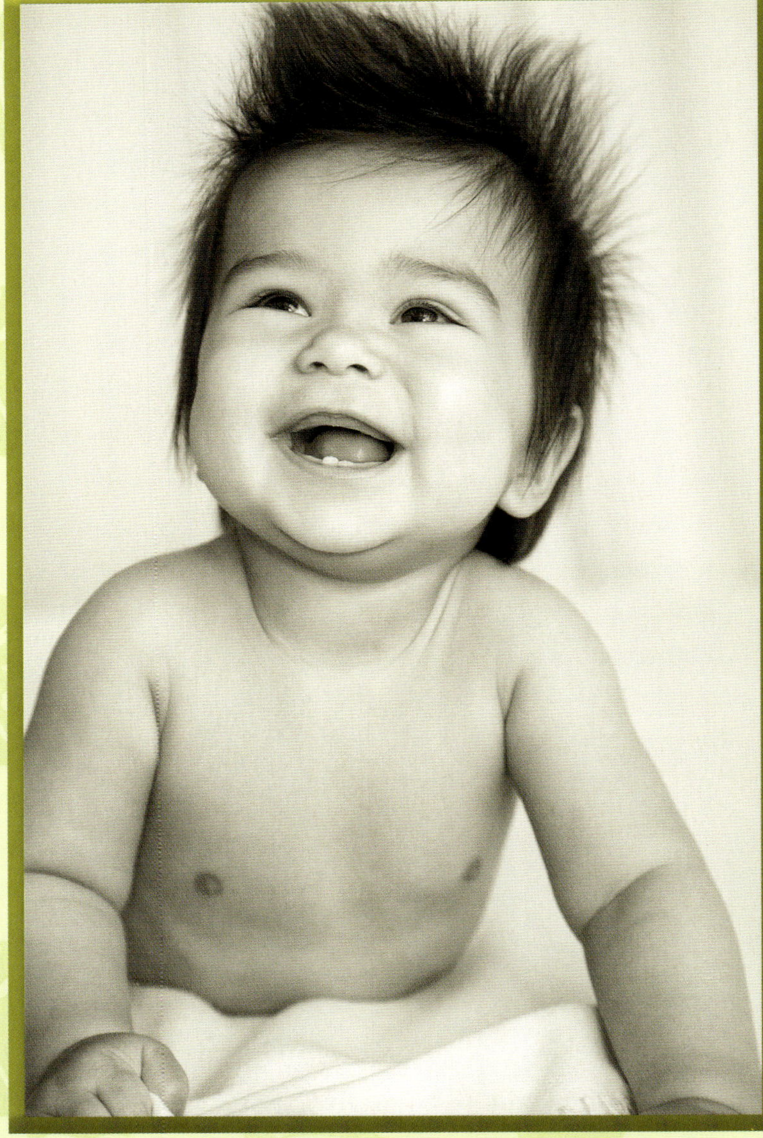

WellKin-
Morgen-
programm

1 Zu Beginn

Ihr Baby macht in den ersten Monaten eine rasante Entwicklung durch. Nach einem Jahr kann es bereits die ersten Worte sprechen, auf seinen eigenen Beinen stehen und ein Spielzeug greifen, um es dann eingehend in seiner Funktionalität zu überprüfen. Manches wird durch Nachahmung erlernt, wie beispielsweise die Sprachentwicklung. Viele Entwicklungsschritte sind aber das Resultat eines biologischen Reifungsprozesses. Sie geschehen durch eigenen, unermüdlichen Einsatz und unersättlichen Forschergeist.

Das Baby erkundet seine Welt spielerisch. Dabei nimmt das sogenannte »soziale Spiel« mit seinen Eltern eine bedeutende Rolle ein. Viele dieser Spiele mit den Kleinen wurden von Generation zu Generation weitergegeben. Auf den ersten Blick mögen manche davon vielleicht banal erscheinen, doch auf den zweiten entpuppen sie sich als facettenreich und durchdacht. So etwa das seit Jahrhunderten bewährte Fingerspiel »Zappelmänner«: Es **unterstützt ein ganzes Repertoire an Entwicklungsschritten** und macht sie **»sichtbar«**. Deshalb bildet es den Anfang des allmorgendlichen WellKin-Programms. Ich selbst habe diese Übung mit meinem Sohn jeden Morgen gemacht. Dabei war ich fasziniert, wie er täglich anders reagierte, und erstaunt, wie viel er dazulernte.

Bei dieser Übung wird Ihr Baby zudem »ganz nebenbei« ausgezogen und sein Po wird gereinigt. Ein guter Start in den Morgen!

TIPPS UND TRICKS

Für ein interessantes Hör- und Seherlebnis können Sie die »Zappelmänner« variieren, indem Sie sich einen Handschuh kaufen (aus Stoff oder Wolle) und an jeden Finger ein Glöckchen befestigen.

Entwicklungsschritte am Beispiel der »Zappelmänner«

Jedes Baby hat sein eigenes Tempo, daher ist diese Liste nur als Orientierung zu verstehen und nicht etwa als Zeitplan!

✓ **Kurz nach der Geburt** kann alles, was weiter als ca. 30 Zentimeter entfernt ist, nur verschwommen wahrgenommen werden. Die zappelnden Finger sind daher noch von geringer Bedeutung. Ihr Baby hat aber viel Freude, Ihr Gesicht, Ihre Augen und Ihren Mund zu betrachten, die sich beim Singen des Zappelmänner-Liedes ständig verändern. Auch kann das Baby bereits Ihre Stimme erkennen. In einer Zeit, in der es täglich so viel Neues verarbeiten muss, vermittelt ihm das Hören eines vertrauten Klangs ein Gefühl von Sicherheit und Geborgenheit.

✓ **Ab einem Monat** ist Ihr Baby in der Lage, die zappelnden Finger konzentrierter zu betrachten und zu fixieren. Eine amerikanische Studie[1] fand heraus, dass Babys an statischen Mobiles schnell den Gefallen verlieren. Je stärker es sich hingegen bewegt, desto länger beschäftigen sie sich mit ihm – also 1:0 für die Zappelmänner! Durch intensives Betrachten schult Ihr Baby wichtige Aspekte, beispielsweise eine Bewegung mit den Augen zu verfolgen und einzuordnen (hoch – runter, hin – her, rundherum).

✓ **Ab drei Monaten** habe ich bei meinem Sohn bemerkt, dass er mit seinen Armen und Beinen wild fuchtelte, weil er versuchte, die zappelnden Finger zu greifen. Er bewegte seinen Kopf bei der Hin- und Herbewegung. Nach vier Monaten hatte er's geschafft und für sich ein neues Spiel entdeckt: »den Finger-Fang-Spaß«.

✓ **Nach etwa neun Monaten** wird Ihr Baby ein weiteres Entwicklungsziel erreichen, die sogenannte »Objektpermanenz«. Diese beschreibt die Erkenntnis, dass sich die Zappelmänner beim Verstecken nicht in Luft auflösen, sondern ihre Existenz von Dauer ist. Sobald Ihr Baby im Besitz dieser Fähigkeit ist, wird es ein weiteres Lieblingsspiel entdecken: das »Kuckuck-Spiel« (siehe Seite 72), bei dem etwas vor seinen Augen verschwindet und kurz darauf plötzlich wieder sichtbar wird.

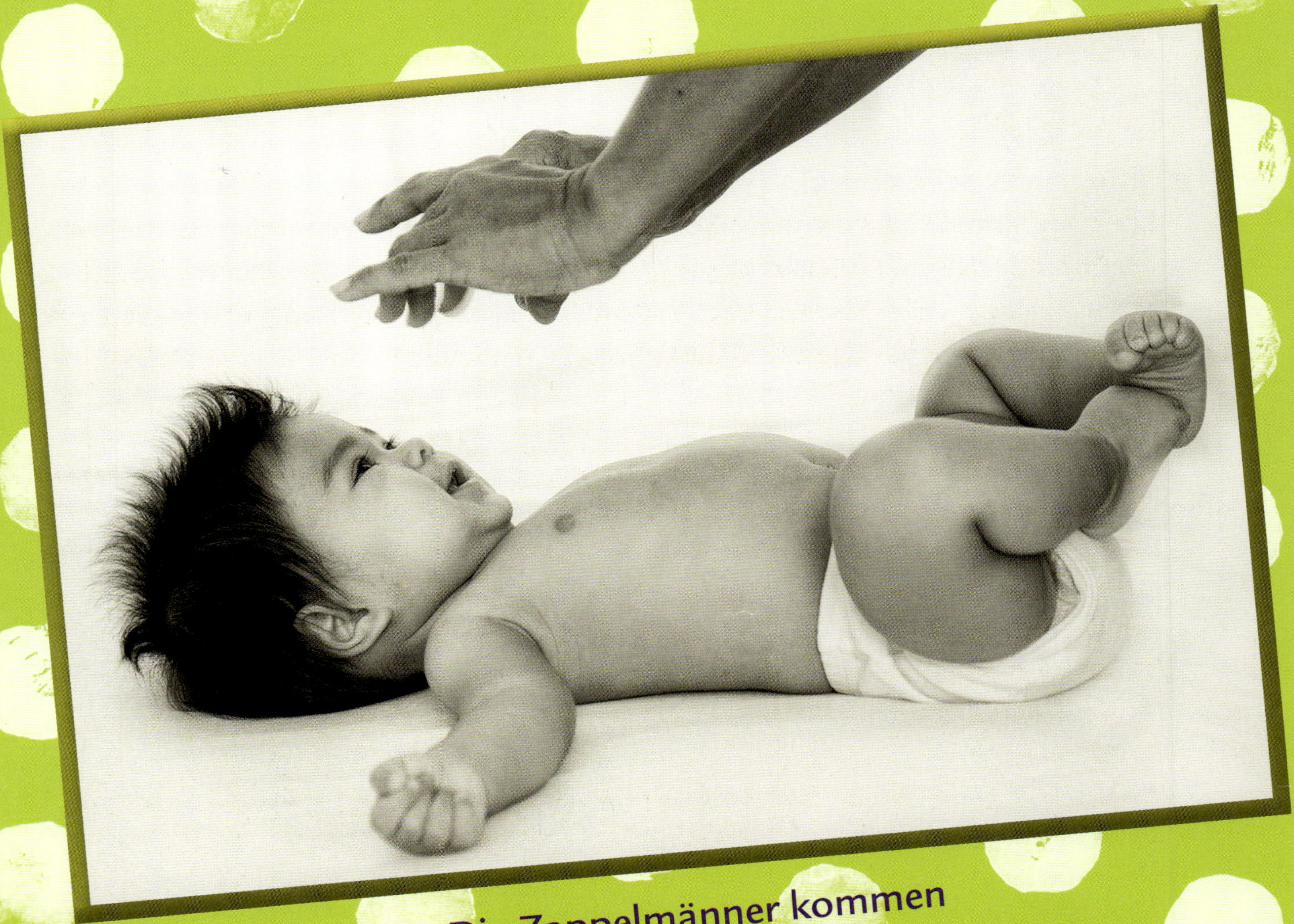

Die Zappelmänner kommen

Und so wird's gemacht:

Vorbereitung: Ziehen Sie Ihr Baby langsam aus, reinigen Sie seinen Po und Ihre eigenen Hände. Versuchen Sie, besonders ruhig und behutsam zu sein. Wenn Sie merken, dass Ihr Baby unruhig wird, kommen die »Zappelmänner« zum Zug.

Die Zappelmänner kommen: Bewegen Sie Ihre Finger und Arme hin und her, hoch und runter, rund um Ihr Baby herum, und lassen Sie dann die Zappelmänner ganz plötzlich hinter Ihrem Rücken verschwinden. Mit einem Lachen und verdutzten Gesicht Ihrerseits tauchen sie nach einem kurzen Moment überraschend wieder auf.

Zehn kleine Zappelmänner

(überliefert)

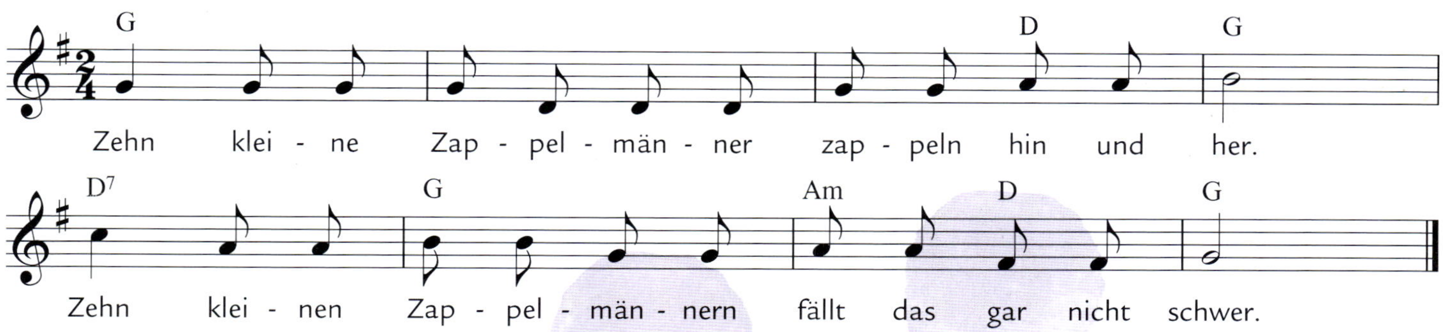
G D G
Zehn klei - ne Zap - pel - män - ner zap - peln hin und her.
D7 G Am D G
Zehn klei - nen Zap - pel - män - nern fällt das gar nicht schwer.

2. Zehn kleine Zappelmänner zappeln **auf und nieder.**
   Zehn kleine Zappelmänner tun das immer wieder.

3. Zehn kleine Zappelmänner zappeln **rundherum.**
   Zehn kleine Zappelmänner sind ja gar nicht dumm.

4. Zehn kleine Zappelmänner zappeln **ins Versteck.**
   Zehn kleine Zappelmänner sind auf einmal weg.

5. Zehn kleine Zappelmänner rufen laut **Hurra!**
   Zehn kleine Zappelmänner sind nun wieder da.

Erdung Brust

Berührung strahlt Nähe, Wärme und Geborgenheit aus – für denjenigen, der berührt, und für denjenigen, der berührt wird. Wie herrlich zart sich doch die Haut eines Neugeborenen anfühlt! Und wie beschützend Ihre Hände den kleinen Körper umhüllen.

Diese zweite morgendliche WellKin-Übung ermöglicht es Ihnen und Ihrem Baby, **zur Ruhe zu kommen** und die gegenseitige **Berührung zu genießen**. Die Expertin für ayurvedische Babymassage, Yvonne Jansen-Schulze, bezeichnet den angewandten Erdungsgriff als »*Pranidhan*« (Hingabe). Zum Abschluss der Übung können Sie Ihr Baby noch mit dem Gedicht »Kleiner grüner Luftballon« verzaubern.

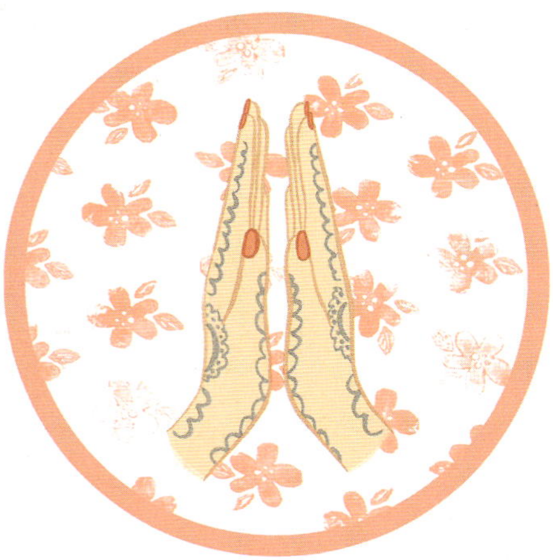

ZEIT FÜR MICH!

Für mehr Distanz zum hektischen Alltagsleben ist die Mudra *»Betende Hände«* sehr empfehlenswert. Reiben Sie zuerst die Handinnenflächen im Uhrzeigersinn aneinander, bis sie ganz warm sind. Damit sprechen Sie automatisch einen wichtigen Vitalpunkt zur Stabilisierung an, der sich in der Handmitte befindet. Halten Sie anschließend die Handinnenflächen im Abstand von ein bis zwei Zentimetern zueinander. Atmen Sie bewusst und tief ein und wieder aus. Dazwischen den Atem ca. drei Sekunden anhalten. Nach etwa 15 Wiederholungen können Sie eine Energie spüren, die in Form von Wärme zwischen Ihren Händen fließt. Diese Wahrnehmung des *»Chi«* (alter chinesischer Begriff für Atem und Lebenskraft) soll inneren Frieden schaffen. Das Schriftzeichen dafür (zu sehen übrigens nebenan im Luftballon) soll Dampf darstellen, der von gekochtem Reis aufsteigt.

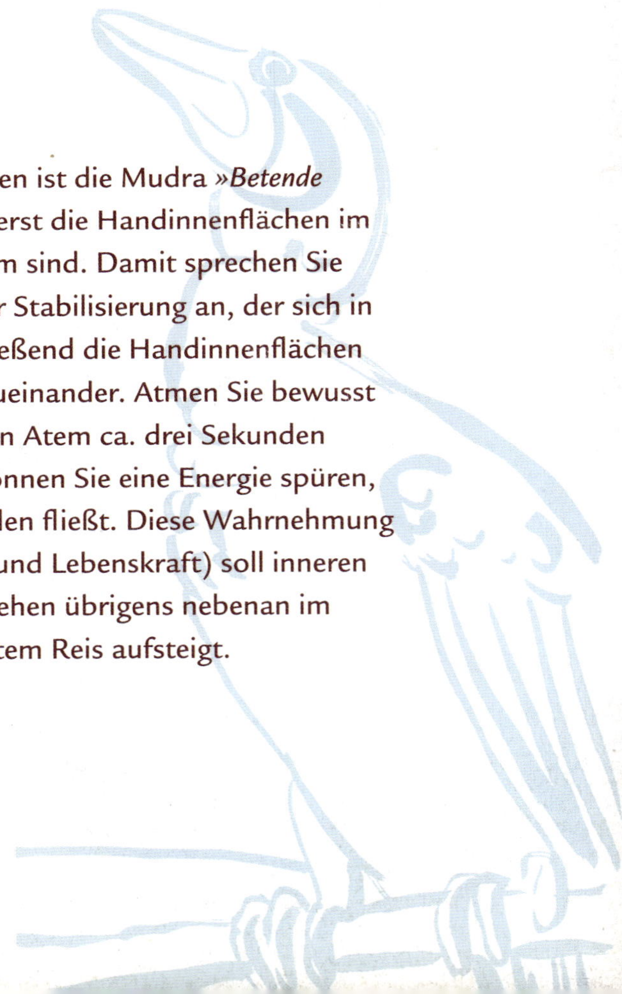

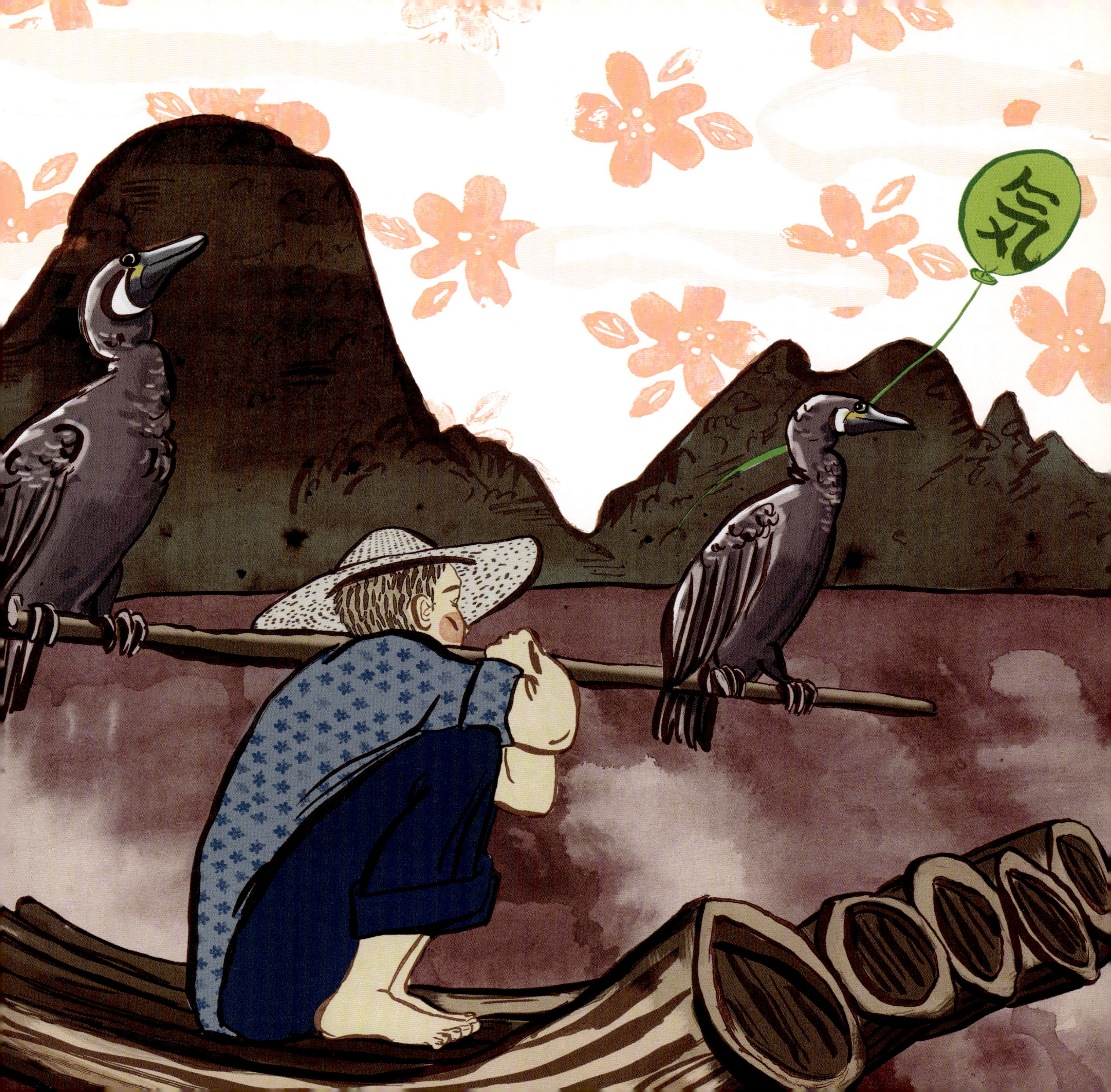

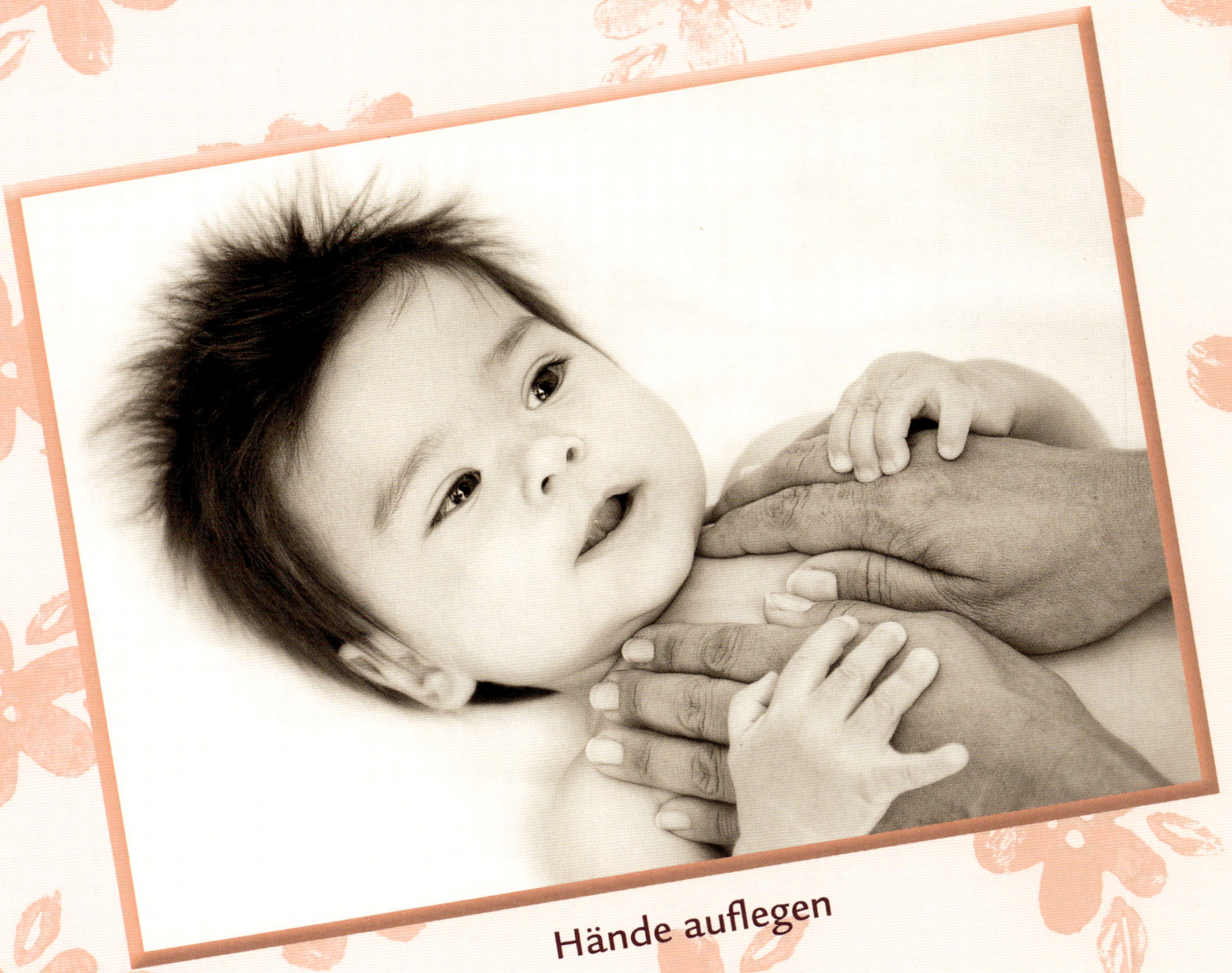

Hände auflegen

Nur in einem ruhigen Teich spiegelt sich
das Licht der Sterne.

Chinesisches Sprichwort

Kleiner grüner Luftballon

(Antje Drössel)

Ein kleiner grüner Luftballon
wollte in die g-r-o-ß-e Welt davon.
Steigt h-o-c-h hinauf und trotzt dem Wind,
schwebt dahin, wo Berge sind.
Spielt neckisch mit dem Wolkenmann
und f-l-i-e-g-t so weit, wie er nur kann.

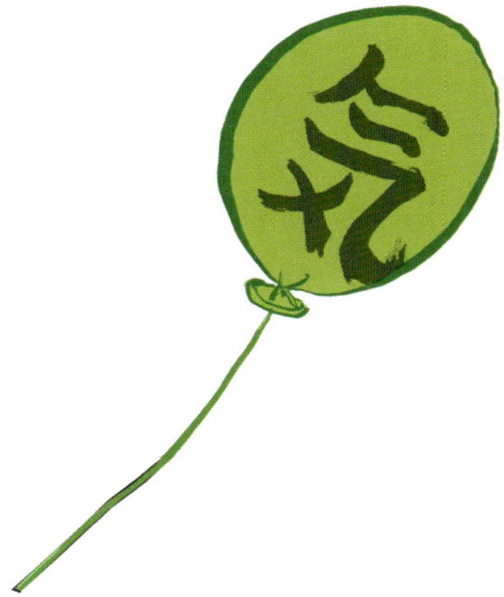

Und so wird's gemacht:

Vorbereitung: Ihr Baby nimmt jede Ihrer Gefühlsregungen wahr und reagiert darauf gegebenenfalls mit Unruhe. Die Einkaufsliste, die Termine, die noch zu erledigenden Dinge ... Verpacken Sie alle »Dies« und jeden Gedanken daran in einen imaginären Luftballon, pusten ihn auf, und lassen ihn davonschweben. Jetzt ist Ihr Baby an der Reihe!
In der vorherigen Übung haben Sie es bereits ausgezogen. Es liegt nun vor Ihnen auf dem Rücken. Nehmen Sie Blickkontakt auf, begrüßen Sie es mit seinem Namen und einem freundlichen »Guten Morgen«.

Hände auflegen: Reiben Sie Ihre Hände fest aneinander, bis sie warm sind. Legen Sie beide Hände sanft auf die Brust Ihres Babys. Atmen Sie ganz tief in Ihren Bauch ein und wieder aus. Genießen Sie den Kontakt, der zwischen Ihnen entsteht. Stellen Sie sich vor, dass Ihre Hände immer schwerer, immer wärmer und eins mit Ihrem Baby werden. Spüren Sie den Herzschlag Ihres Kindes? Geht er schnell oder langsam?
Wie reagiert er auf Ihre Berührung?

3 Gesicht erfrischen

Ich kann mich noch genau an den Moment erinnern, als mich mein Sohn zum ersten Mal anlächelte. Zu einem der weiteren Glücksmomente der Babyzeit zählt sicherlich auch der Blick in seine klaren Augen. Sie schauten mit solch einer Intensität und Aufmerksamkeit zu mir, dass ich das Gefühl hatte, darin zu versinken. Aber nicht nur Eltern sind fasziniert von den Augen ihrer Babys, umgekehrt ist es genauso. Nichts fesselt Babys so sehr wie der Anblick eines Gesichts und der Klang der menschlichen Stimme.[2]

Beim ersten Kontakt mit ihrem neugeborenen Baby berührt die Mutter es meist intuitiv nach einer bestimmten Reihenfolge.[3] Zuerst streicht sie ihm durch die Haare, dann zeichnet sie die Kontur des Kopfes nach und schließlich berührt sie das Profil seines Gesichtes. Die Berührungen im Gesicht und am Kopf sind besonders intim und vertrauensvoll, weil diese Stellen zu den empfindlichsten des Körpers gehören. Die Übung »Gesicht erfrischen« unterstützt den **Aufbau von Vertrauen**. Sie vermittelt **innige Berührung** und verwöhnt Ihr Baby mit einer **vitalisierenden Massage**.

Wichtig: Für Ihr Baby kann eine vollständige Gesichtsmassage anfangs ermüdend sein, weil es in seinem unmittelbaren Sichtfeld gleichzeitig mit viel Neuem konfrontiert wird. Geben Sie ihm Zeit, sich an diese intensive Form der Berührung zu gewöhnen. Beginnen Sie vorerst nur mit einem Schritt und befolgen ihn auf der rechten, dann der linken Seite. Nach und nach können Sie dann die Gesichtsmassage ausweiten. Beschreiben Sie Ihrem Kind ausführlich, was Sie tun. Kündigen Sie ihm beispielsweise an, dass Sie jetzt seine Augen berühren, damit es nicht erschrickt. Versuchen Sie, während der Übung Augenkontakt zu halten. Wenn Sie möchten, probieren Sie die Übung doch auch mal bei sich selbst aus. Sie werden merken: Gerade der Abschluss sorgt für einen wohligen Gänsehauteffekt!

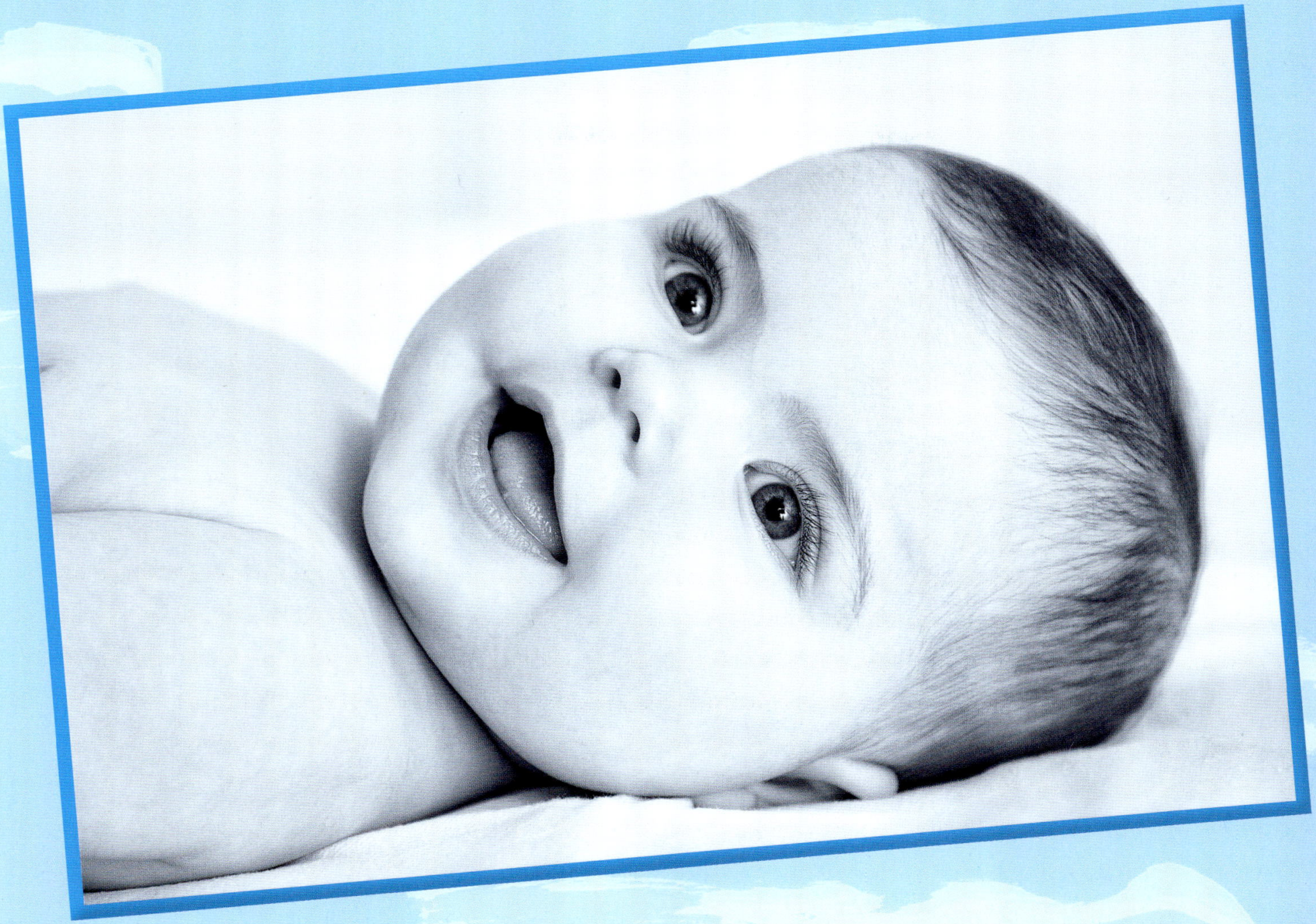

Das Wolkengedicht

(Antje Drössel)

Sanft wie die Wolken über den Himmel weichen,
will ich dir nun übers Gesichtlein streichen.
Husch-husch-husch-
eins-zwei-drei
und los geht's mit der Zauberei!

Und so wird's gemacht:

Vorbereitung: Wiederholen Sie sanft **jeden der Schritte etwa dreimal.** Tauchen Sie dazu einen Waschlappen in warmes Wasser. Im Anschluss die andere Gesichtshälfte nicht vergessen, aber bitte eine frische Stelle des Waschlappens verwenden. Verzaubern Sie Ihr Baby mit dem Wolkengedicht und ersetzen Sie »Gesichtlein« dabei mit der jeweiligen Gesichtspartie (z.B. Augenlid, etc.).

1. **Augenlid ausstreichen:** Streichen Sie sanft mit dem Zeigefinger der rechten Hand von der äußeren Kante der Augenwinkel nach innen über das Augenlid. Setzen Sie die Bewegung von der Nasenwurzel abwärts bis zum Mundwinkel fort. Sie befreien so das Auge von »Schlaf«. Die linke Hand verbleibt dabei seitlich neben dem Kopf. Dann wieder zum Ausgangspunkt zurückkehren.

2. **Mund ausstreichen:** Legen Sie den Daumen der linken Hand an den Mundwinkel, den anderen Daumen zwischen Oberlippe und Nase. Dort streichen Sie von der Mitte dreimal nach außen aus. Das Gleiche wiederholen, nur liegt der Daumen jetzt zwischen Unterlippe und Kinn.

3. **Kiefergelenk umkreisen:** Belassen Sie die linke Hand als Gegenpol sanft auf der Wange. Nun kreisen vier Finger der rechten Hand übers Kiefergelenk, wie eine kleine Spirale, die immer größer wird.

4. **Augenbrauen und Stirn ausstreichen:** Die linke Hand ruht sanft an der Schläfe. Die rechte massiert behutsam den Punkt zwischen den Augenbrauen. Danach erst die Augenbrauen ausstreichen (in Wuchsrichtung) und anschließend die Stirn (von innen nach außen). Lassen Sie die Bewegung in einer wohltuenden Spirale an den Schläfen enden.

5. **Ohr und Kinn verwöhnen:** Streichen Sie mit den Fingerspitzen entlang der Ohrmuschel. Den Zeigefinger legen Sie vor das Ohr, den Mittelfinger dahinter. Am Ohrläppchen streichen Sie weiter zum Nacken.

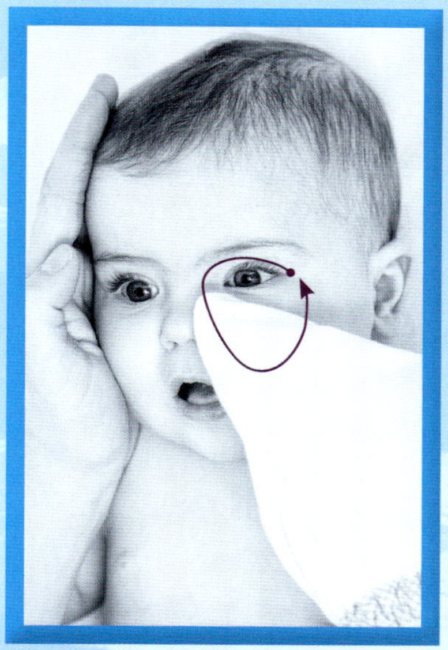

1. Augenlid ausstreichen

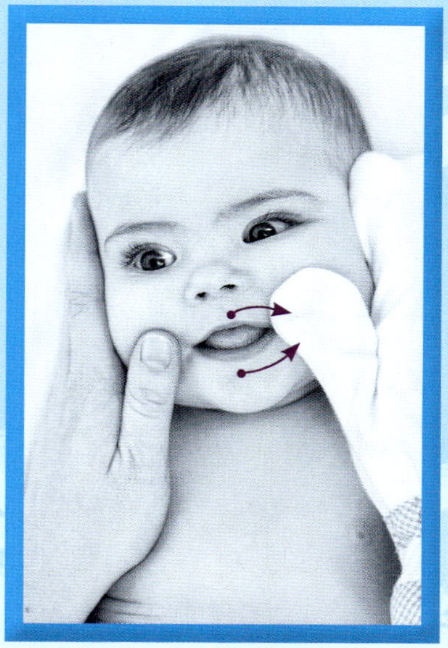

2. Mund ausstreichen

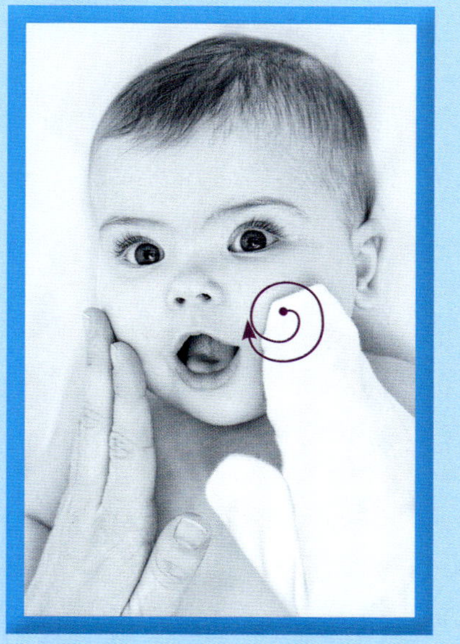

3. Kiefergelenk umkreisen

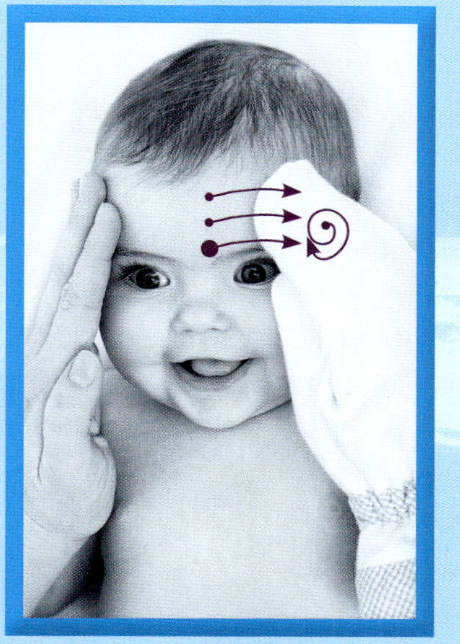

4. Augenbrauen und Stirn ausstreichen

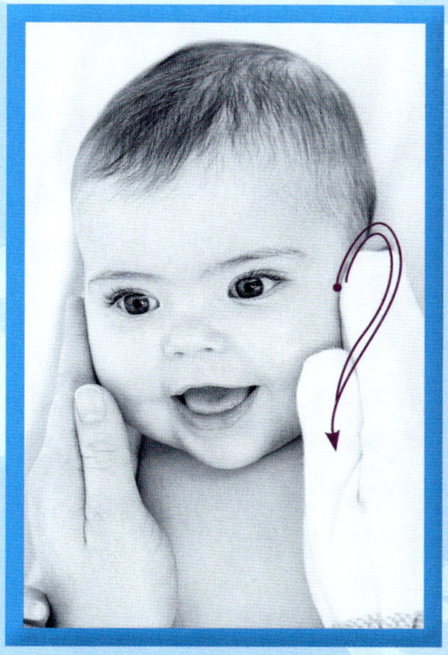

5. Ohr und Kinn verwöhnen

Gymnastik »Schaukeln«

Für die ersten Monate auf der Erde gilt es für Ihr Baby, sich mit den neuen Gegebenheiten zu arrangieren. Schließlich war im Mutterleib alles anders: Bei einer konstanten Wohlfühl-Temperatur konnte es sich schwerelos bewegen und wurde in einer seidigen Umhüllung sanft hin und her gewiegt. Die folgende Übung **unterstützt Ihr Baby dabei, die eigene Mitte zu finden,** damit es den Kurs auf weitere Entdeckungen aufnehmen kann, und **bringt gleichzeitig jede Menge Spaß.**

In engem Körperkontakt wird es geschaukelt, so wie es dies von früher kennt. Eine dynamische Gymnastikübung **lockert Rücken-, Bauch-, Beine- und Pomuskulatur** und geht von selbst in eine **Dehnungsübung** über (zur Beweglichkeit der Wirbelsäule und Rumpfstabilisation). Anschließend wird das Ganze noch mit einer entspannenden Schultermassage belohnt. Unterhalten Sie Ihr Baby dabei mit dem Lied »Alle meine Boote« – abgeleitet von dem Badeklassiker »Alle meine Entchen«.

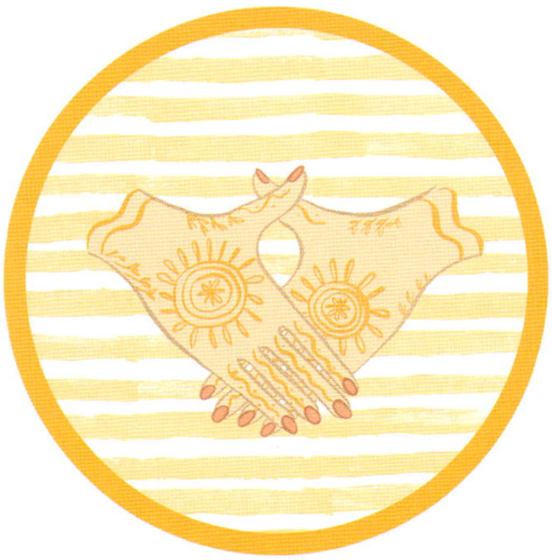

ZEIT FÜR MICH!

Für neue Energie eignet sich die Mudra *»Schmetterling«*. Ob in der Badewanne oder auf der Couch – Hauptsache bequem! Legen Sie die linke Hand auf das Schambein und die rechte diagonal darüber, sodass eine Schmetterlingsform entsteht. Atmen Sie tief und betont ein und wieder aus. Dazwischen den Atem kurz anhalten. Fünfmal wiederholen. Verfahren Sie in gleicher Weise unterhalb des Bauchnabels, auf dem Bauch, der Brust, der Stirn und schließlich auf Ihrem Kopf.

Alle meine Boote

(Melodie: Ernst Anschütz, 1780–1861. Text: Antje Drössel)

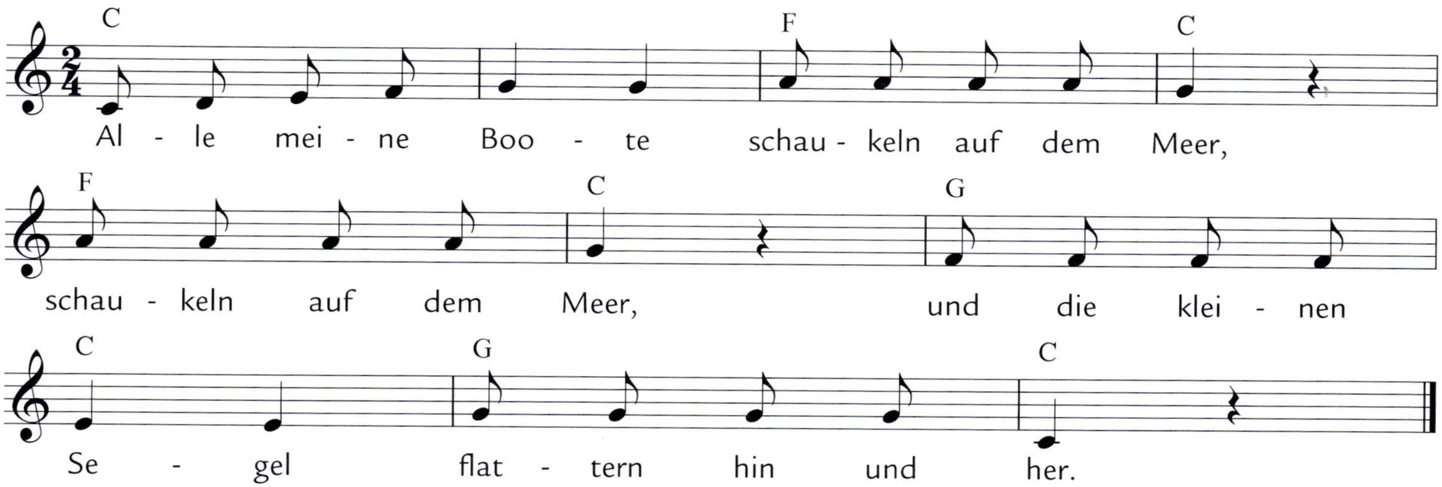
C F C
Al - le mei - ne Boo - te schau - keln auf dem Meer,
F C G
schau - keln auf dem Meer, und die klei - nen
C G C
Se - gel flat - tern hin und her.

2. Alle meine Wellen gleiten an den Strand, gleiten an den Strand,
   und die kleinen Krebse kringeln sich an Land.

TIPPS UND TRICKS

Viele Babys lieben es, in der Badewanne zu plantschen. Auf Mamas Händen gebettet fühlt es sich nahezu schwerelos an, wie in der Gebärmutter. Mit etwa neun Monaten stellt die Badewanne außerdem eine ideale Spielwiese für kleine Forscher dar, um physikalische Gesetze zu erkunden. Geben Sie Ihrem Baby verschiedene Gegenstände ins Wasser, die schwimmen, untergehen oder befüllt werden können.

Und so wird's gemacht:

1. **Grundstellung:** Ihr Baby liegt auf dem Rücken. Winkeln Sie seine Beine an und führen sie zum Bauch. Umfassen und halten Sie seine Knie von außen. Die Schultern sollten dabei die ganze Zeit in Kontakt zur Unterlage bleiben.

2. **Kreisen:** Führen Sie mit den geschlossenen Knien Ihres Babys eine große Kreisbewegung zur linken Seite aus. Bewegen Sie dabei die Knie erst nach oben, dann zur Seite, dann weiter nach unten und kehren so schließlich zur Grundstellung zurück. Wiederholen Sie das Kreisen so lange, bis Sie beim Lied an die Textstelle »und die kleinen Segel ...« kommen.

3. **Ausstreichen diagonal:** Von der Grundstellung ausgehend bringen Sie die Knie Ihres Babys zur linken Seite auf die Unterlage. Dann legen Sie zuerst Ihre rechte Hand und anschließend die linke Hand auf sein Gesäß. Die rechten Fingerspitzen zeigen in Richtung Schulter und die linken in Richtung Knie.
Nun streicht die rechte Hand die Seite bis zur Schulter aus, die linke Hand hinunter bis zum Knie. Dies erfolgt gleichzeitig. Um in Körperkontakt zu bleiben, kehren Sie dort angekommen wieder nacheinander zum Gesäß zurück. Bei ganz Kleinen genügt es, dass eine Hand zur Schulter streicht. Zum Schluss massieren Sie kreisförmig die rechte Schulter. Ideal ist, wenn Ihr Kind zur rechten Seite schaut, während die Knie zur linken gelegt sind, da so der Rücken noch stärker entspannt wird. Wiederholen Sie diese einzelnen Schritte anschließend auf der anderen Körperseite.

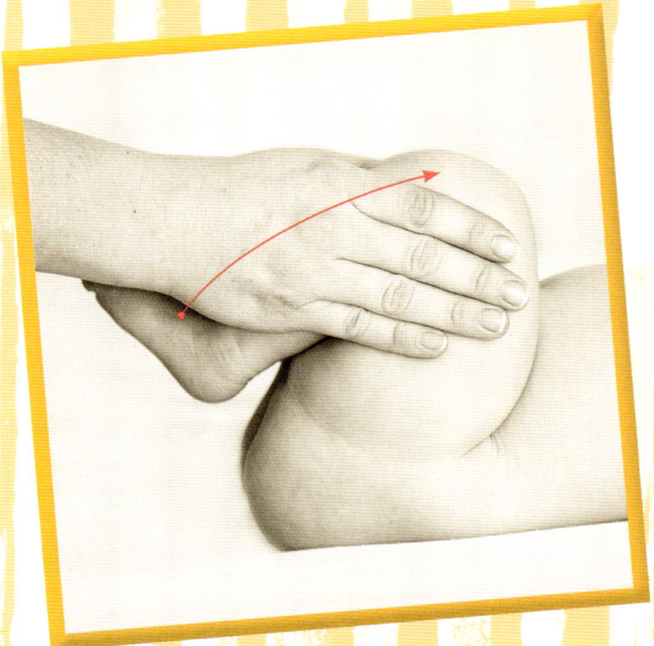

1. Grundstellung

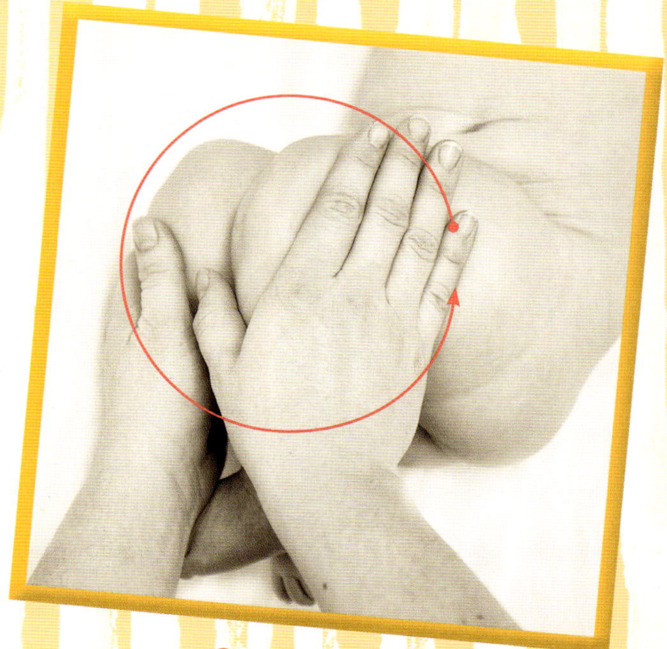

2. Kreisen

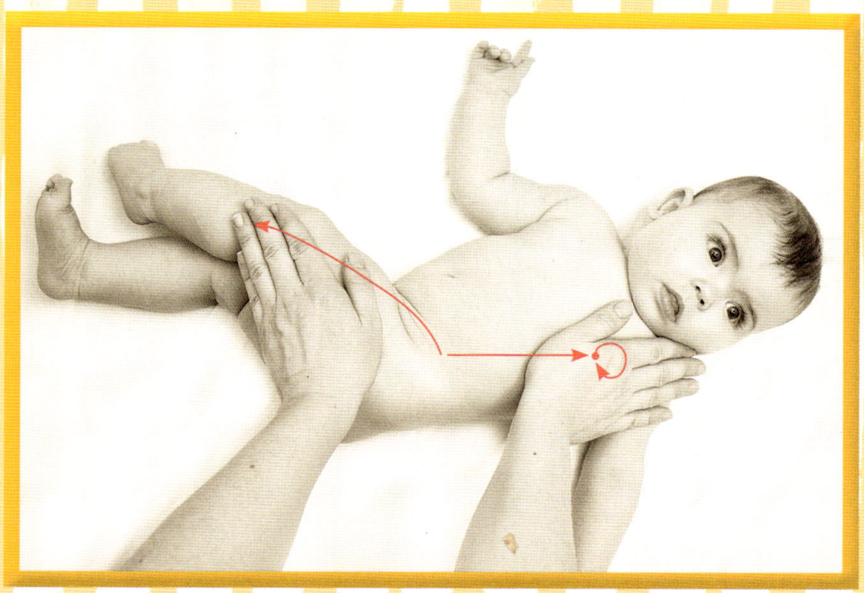

3. Ausstreichen diagonal

Haare bürsten

Finden Sie es auch wohltuend, wenn Sie beim Friseur die Haare gewaschen bekommen? Das ist nicht verwunderlich, denn im Kopf-, Nacken- und Schulterbereich befinden sich verschiedene Energiepunkte, deren Massage sich besonders angenehm anfühlt. Die Stimulation dieser Stellen übt darüber hinaus einen positiven Effekt auf unseren Organismus aus.

Die Übung »Haare bürsten« verbindet die **wohltuenden** Verwöhnaspekte einer Energiepunkt-Massage mit einer **anregenden** Bürsten-Massage. Sie bringt den **Stoffwechsel in Gang** und **fördert die Durchblutung**, ist aber auch hervorragend geeignet, um kleine Verkrustungen zu entfernen, die häufig auf der Baby-Kopfhaut auftreten. Sie werden als »Schorf« bezeichnet und meistens durch Veränderungen im Stoffwechsel hervorgerufen.

In den ersten Monaten liegt Ihr Baby sehr viel auf dem Rücken. Diese recht einseitige Körperhaltung kann mit der Zeit unangenehm sein. Noch dazu schwitzen viele Babys vermehrt am Nacken und Hinterkopf, da sich hier die Wärme staut. Ihr Baby ist in den ersten sechs Monaten darauf angewiesen, dass Sie es tagsüber immer mal wieder in eine andere Lage bringen. Drehen Sie es daher mehrmals täglich, am besten auf einer Decke am Boden, über die Seite auf den Bauch.

Die Bauchlage sieht anfangs sehr unbequem aus und ich weiß noch, dass es mir schwerfiel zuzusehen, wie sich mein Baby abmühte und mit der Erdanziehungskraft kämpfte. Schön ist jedoch, dass man täglich kleine Fortschritte beobachten kann. Das Körpertraining in Bauchlage ist für die motorische Entwicklung und als Vorbereitung fürs Krabbeln sehr wichtig. Das Baby lernt dabei, sein Köpfchen anzuheben, und die **Muskulatur im Rücken- und Nackenbereich wird gestärkt.** Auch diese Aspekte werden in der Übung berücksichtigt, vor allem, wenn sie allmorgendlich zur Routine übergegangen ist.

ZEIT FÜR MICH!

Auch wir Erwachsenen sind im Alltagsleben häufig einer Einseitigkeit unterworfen. Meistens ist es der Rücken-, Nacken- und Schulterbereich, der unter immer wiederkehrenden Belastungen besonders leidet und dann schmerzt. Eine gute Möglichkeit zur Vorbeugung bietet eine tägliche, kurze Marmapunkt-Eigenmassage in drei Schritten. Das geht im Sitzen, Stehen oder Liegen, braucht nicht viel Zeit (etwa drei Minuten) und tut einfach gut.

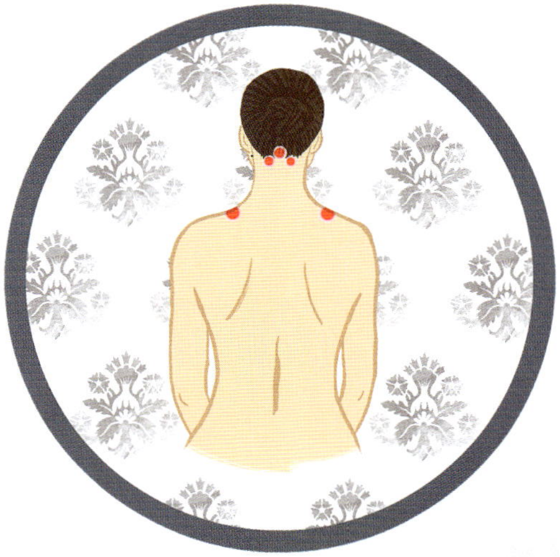

1. Legen Sie den Kopf langsam auf die rechte Seite und Ihre rechte Hand auf den Hals, sodass der Daumen das Ohrläppchen berührt. Streichen Sie nun auf der Schulter entlang in einem festen Zug abwärts bis zum Oberarm. Umfassen Sie diesen kurz, und lassen Sie Ihre Hand wieder zum Ausgangspunkt zurückgleiten. Dies mehrfach wiederholen. Zum Abschluss kneten Sie mit Ihrer rechten Hand den Marmapunkt »Amsa«, der im Zentrum des Trapezmuskels liegt. Gehen Sie anschließend zur linken Seite über.
2. Legen Sie Ihre beiden Hände in den Nacken, so, dass sich Mittel- und Ringfinger an der Nackenwirbelsäule berühren. Nun streichen Sie kraftvoll und mit beiden Händen gleichzeitig nach vorn in Richtung der Brust zum Schlüsselbein. Anschließend ohne Druck wieder zurückstreichen. Mehrfach wiederholen.
3. Ihre Hände befinden sich, ebenso wie bei Schritt zwei beschrieben, im Nacken. Stellen Sie sich vor, sie wären dort eingehängt und verankert. Die Unterarme liegen parallel vor dem Brustkorb. Nun legen Sie den Kopf nach hinten und genießen, wie entspannend es sich in dieser Stellung anfühlt, tief ein- und wieder auszuatmen.

Und so wird's gemacht:

Für die Bürsten-Massage eignet sich eine ganz normale Babybürste. Testen Sie sie am besten vorher, indem Sie damit über die Innenseite Ihres Unterarmes streichen. Entscheiden Sie sich spontan für die Bürste, die Ihnen auf Ihrer Haut am angenehmsten erscheint. Eine härtere Bürstenart ist prinzipiell bei Schorf-Babys zu empfehlen, die weichere Variante für Babys, die nur einen sanften Haarflaum auf dem Köpfchen haben. Bewahren Sie die Babybürste in Reichweite am Wickeltisch, damit Sie das WellKin-Programm für die Übung nicht unterbrechen müssen.

Vorbereitung: Drehen Sie Ihr Baby über die Seite nach außen. Idealerweise schaukeln Sie es am Ende der vorherigen Gymnastikübung einfach weiter auf den Bauch und setzen die beiden Übungen ohne Unterbrechung aneinander.

Sternförmiges Bürsten: Setzen Sie die Bürste am höchsten Punkt des Kopfes an, und bürsten Sie mit sanftem Druck nach unten bis Rückenmitte. Zum Ausgangspunkt zurückkehren und in derselben Weise sternförmig entlang des gesamten Kopfes, des Nackens und der Schultern vorgehen. Zwischen den einzelnen Bürstenstrichen kurz absetzen, sodass nicht gegen den Haarstrich gebürstet wird. Behalten Sie mit der anderen Hand stets den Hautkontakt, um das Wohlfühlerlebnis nicht zu unterbrechen.

TIPPS UND TRICKS

Um Ihrem Baby die anfangs beschwerliche Bauchlage zu versüßen, können Sie ihm sanft über den Hinterkopf pusten. Das fühlt sich toll an. Flüstern Sie Ihrem Kind anschließend ein Lob ins Ohr.

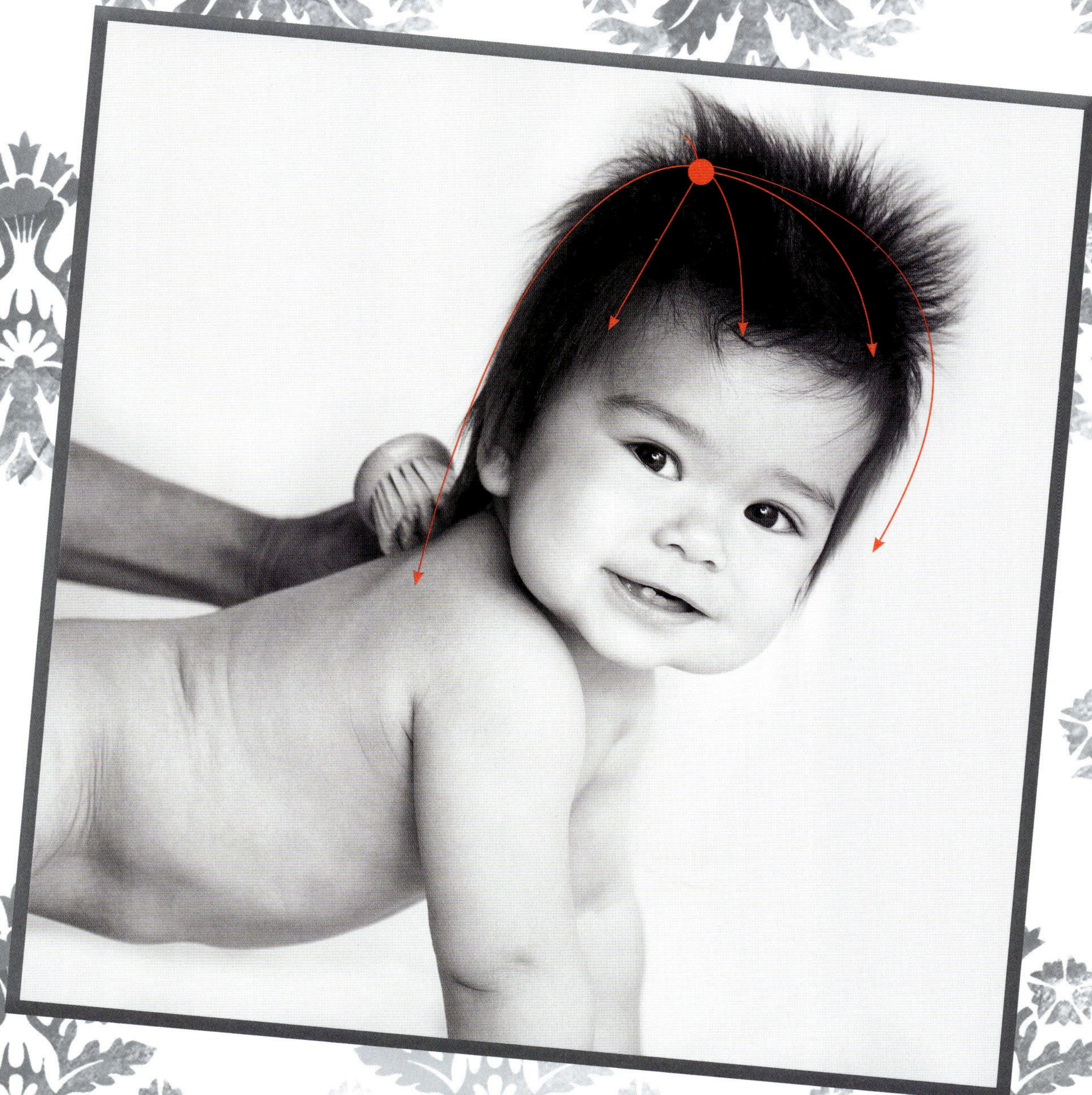

Sternförmiges Bürsten

Rücken erfrischen

Diese Übung verwöhnt Ihr Baby mit einer Massage und wohltuenden Erfrischung. Ideal also für einen **guten Start in den Tag**. Ab dem sechsten Monat kann es sein, dass Ihr Baby bei dieser Übung den Vierfüßlerstand einnehmen möchte. Das geht genauso gut. Für zusätzlichen Spaß sorgt das Lied »Der Sonnenkäferreigen«, das die Massagebewegungen hervorragend unterstützt.

Der Sonnenkäferreigen

(traditionell)

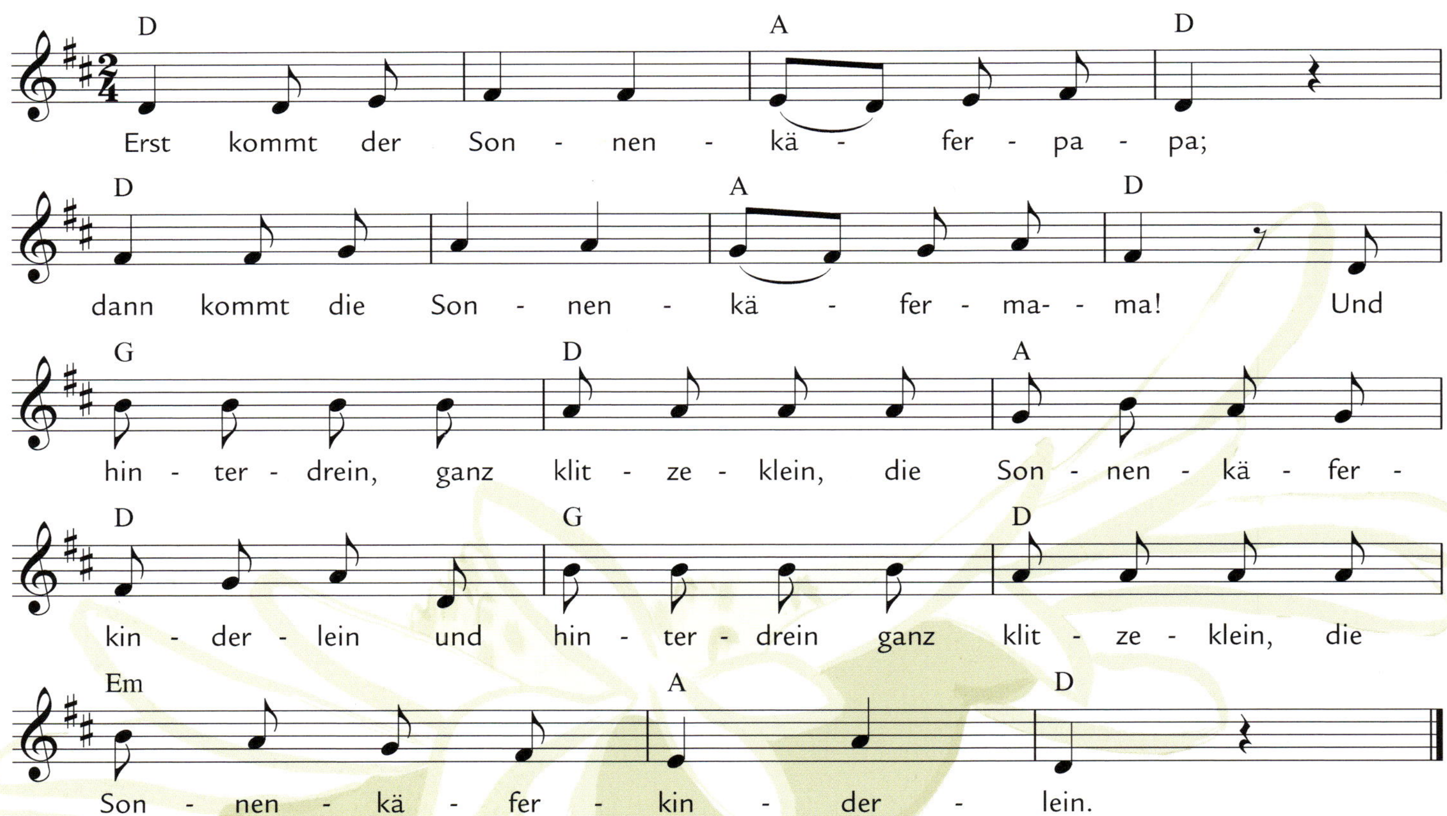
D A D
Erst kommt der Son - nen - kä - fer - pa - pa;
D A D
dann kommt die Son - nen - kä - fer - ma- - ma! Und
G D A
hin - ter - drein, ganz klit - ze - klein, die Son - nen - kä - fer -
D G D
kin - der - lein und hin - ter - drein ganz klit - ze - klein, die
Em A D
Son - nen - kä - fer - kin - der - lein.

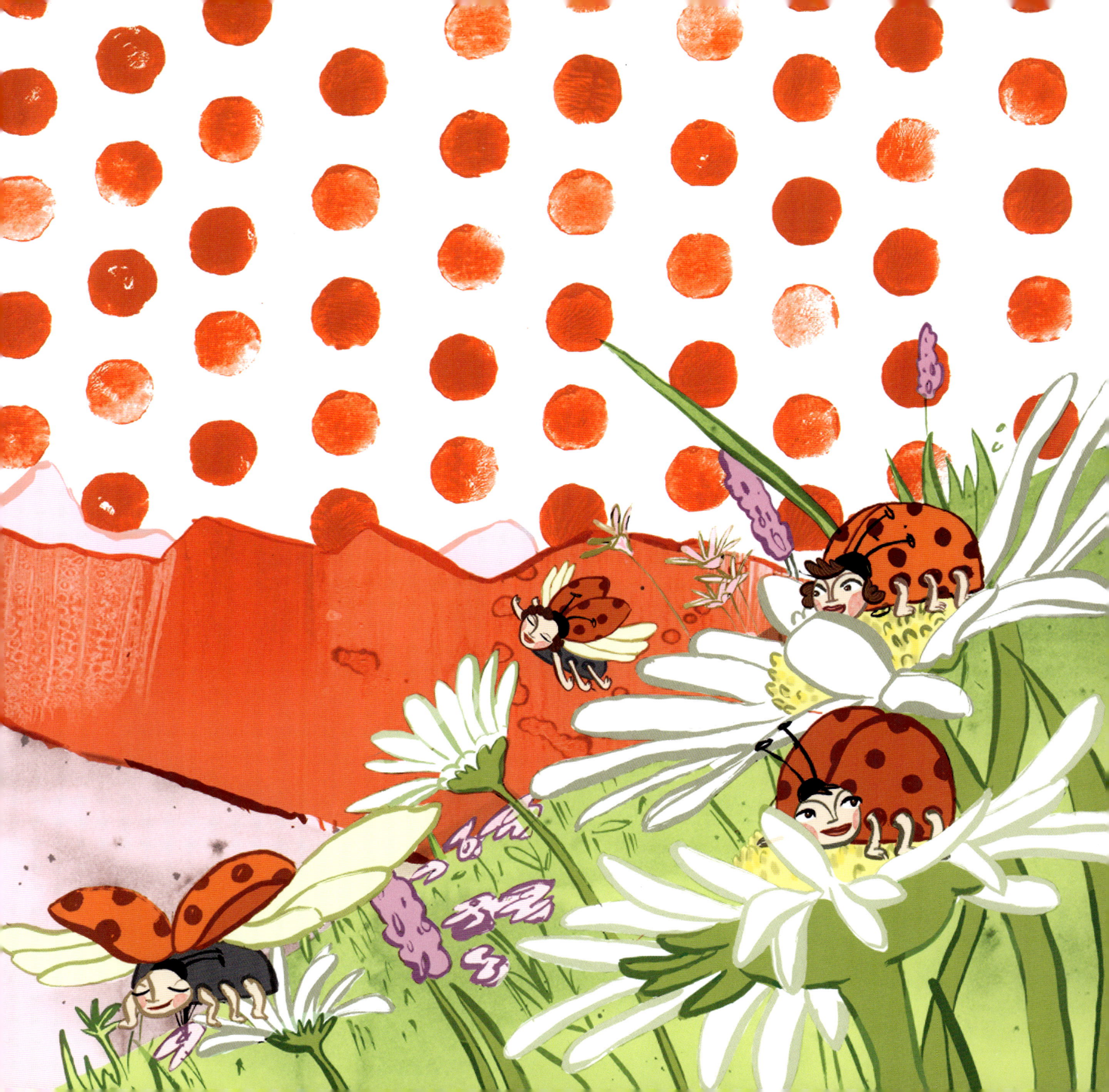

Und so wird's gemacht:

Vorbereitung: Sie haben Ihr Baby über die Seite auf den Bauch gedreht und in der vorherigen Übung mit einer Bürsten-Massage angeregt. Nun können Sie das Lied »Der Sonnenkäferreigen« mit folgenden, darauf abgestimmten Massagebewegungen zum Besten geben. Sobald mein Sohn sprechen konnte, hat er mir bei dieser Übung immer ein »Noch mal!« zugerufen.

1. **Diagonales Ausstreichen:** Legen Sie Ihre rechte Hand als sanftes Gegengewicht auf den Po Ihres Babys. Die linke Hand tauchen Sie in warmes Wasser. Mit der Waschhand streichen Sie nun quer bzw. diagonal über den Rücken, von der linken Poseite bis zur rechten Schulter hinauf und wieder zurück. Ihre Fingerspitzen zeigen dabei in Richtung der Schulter. Diesen Schritt zweimal wiederholen. Bei dieser Massage würdigen Sie den »Sonnenkäferpapa«.

2. **Abwärts streichen:** Lassen Sie Ihre rechte Hand weiterhin auf dem Po Ihres Babys ruhen. Die linke Hand legen Sie waagerecht auf die Schultern und streichen jetzt mit der ganzen Handfläche bis zur anderen Hand am Po hinunter, so, als wollten Sie einen kleinen Berg an Babyspeck auftürmen. Diesen Schritt ebenfalls zweimal wiederholen und dabei die »Sonnenkäfermama« besingen.

3. **Krabbelkäfer:** Zum Abschluss krabbeln Ihre Finger leicht über den Rücken Ihres Babys. Stellen Sie sich vor, dass sie die »Kinderlein« aus dem Sonnenkäferreigen darstellen. Als wohltuende Variation können Sie aber auch schlangenförmige Linien oder kleine Spiralen auf den Rücken Ihres Babys zeichnen. Legen Sie die Fingerspitzen beider Hände auf die Schultern und ziehen sie in schlangenförmigen oder kreisenden Bewegungen rechts und links entlang der Wirbelsäule über den Rücken bis zum Po (unter leichtem Druck).

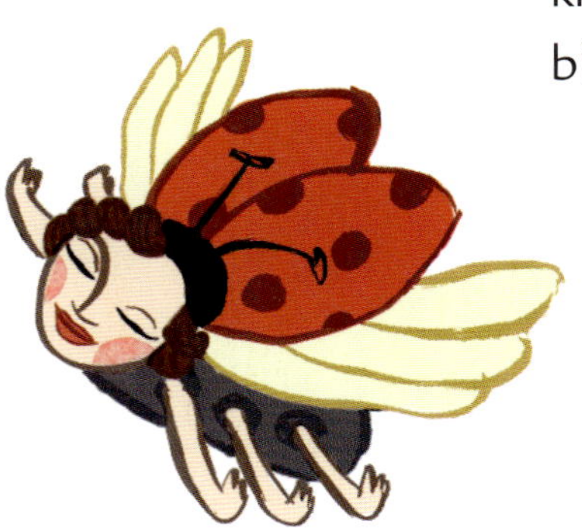

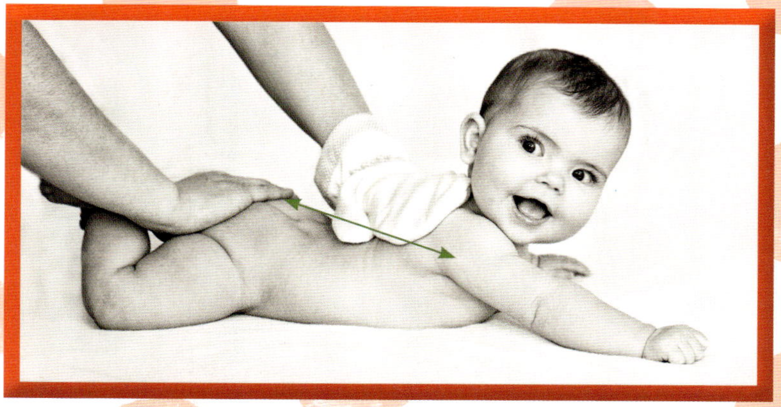

1. Diagonales Ausstreichen

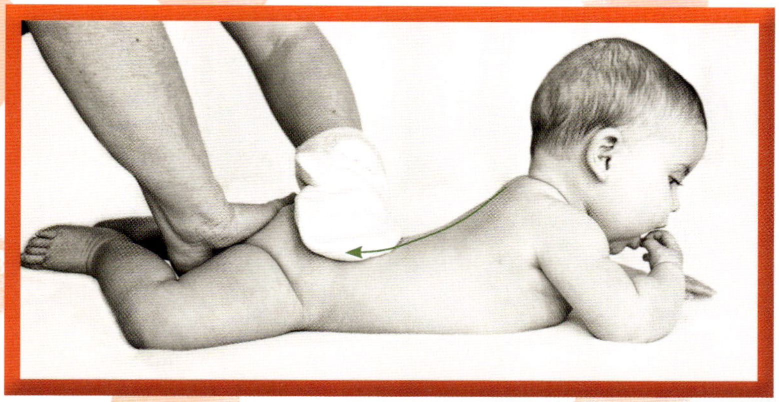

2. Abwärts streichen

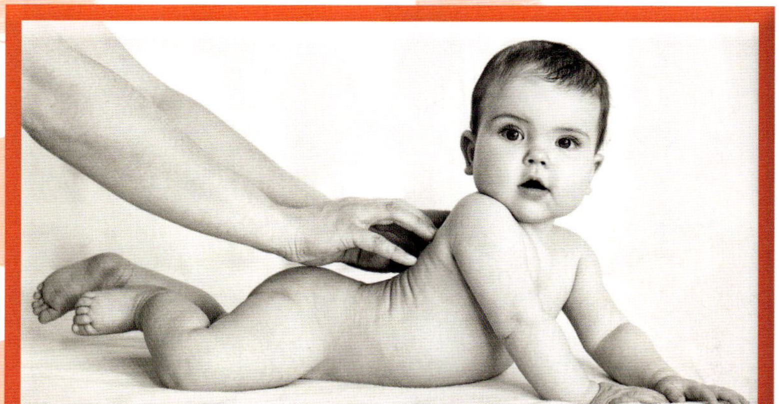

3. Krabbelkäfer

Händchen waschen

In den ersten Monaten lernt Ihr Baby seine Welt durch manuelles und orales Erkunden kennen. Beim Tasten entstehen im Gehirn »Tastbilder«, die wichtige Informationen für immer abspeichern. Wenn wir etwas verstehen, be-greifen wir es und umgekehrt. Dennoch schenken Eltern der grobmotorischen Entwicklung meistens mehr Aufmerksamkeit als der feinmotorischen. So gilt Babys erster Schritt als ein Höhepunkt jedes Elterndaseins. Jagt ein Baby dagegen einer Fluse nach, die auf dem Boden dahinschwebt, hebt sie mit Zeigefinger und Daumen sorgfältig auf und vollbringt damit den sogenannten Pinzettengriff – zweifelsohne ein Meilenstein in der Entwicklung überhaupt – wird dies leicht von den Eltern übersehen.

Die folgende Übung unterstützt zusammen mit dem Reim »Verdecken – Verstecken« **spielerisch die Entwicklung** Ihres Babys. Gleichzeitig wird es mit einer **wohltuenden Shiatsu-Massage** und dem Zauber Japans verwöhnt.

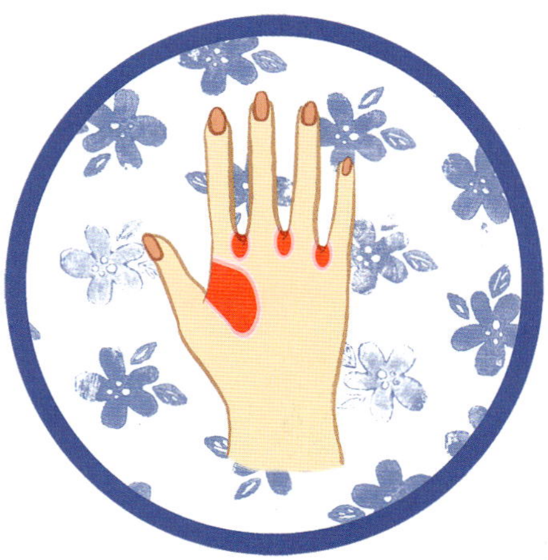

ZEIT FÜR MICH!

Diese Shiatsu-Übung ist eine hervorragende erste Hilfe gegen Stress. Pressen Sie den Daumen und Zeigefinger Ihrer rechten Hand auf die Zwischenräume Ihrer linken (»Schimmhäute«). Beginnen Sie beim Daumen. Atmen Sie dabei ganz tief ein und wieder aus. Beim Ausatmen den Druck etwas lockern. Je Zwischenraum etwa dreimal wiederholen.

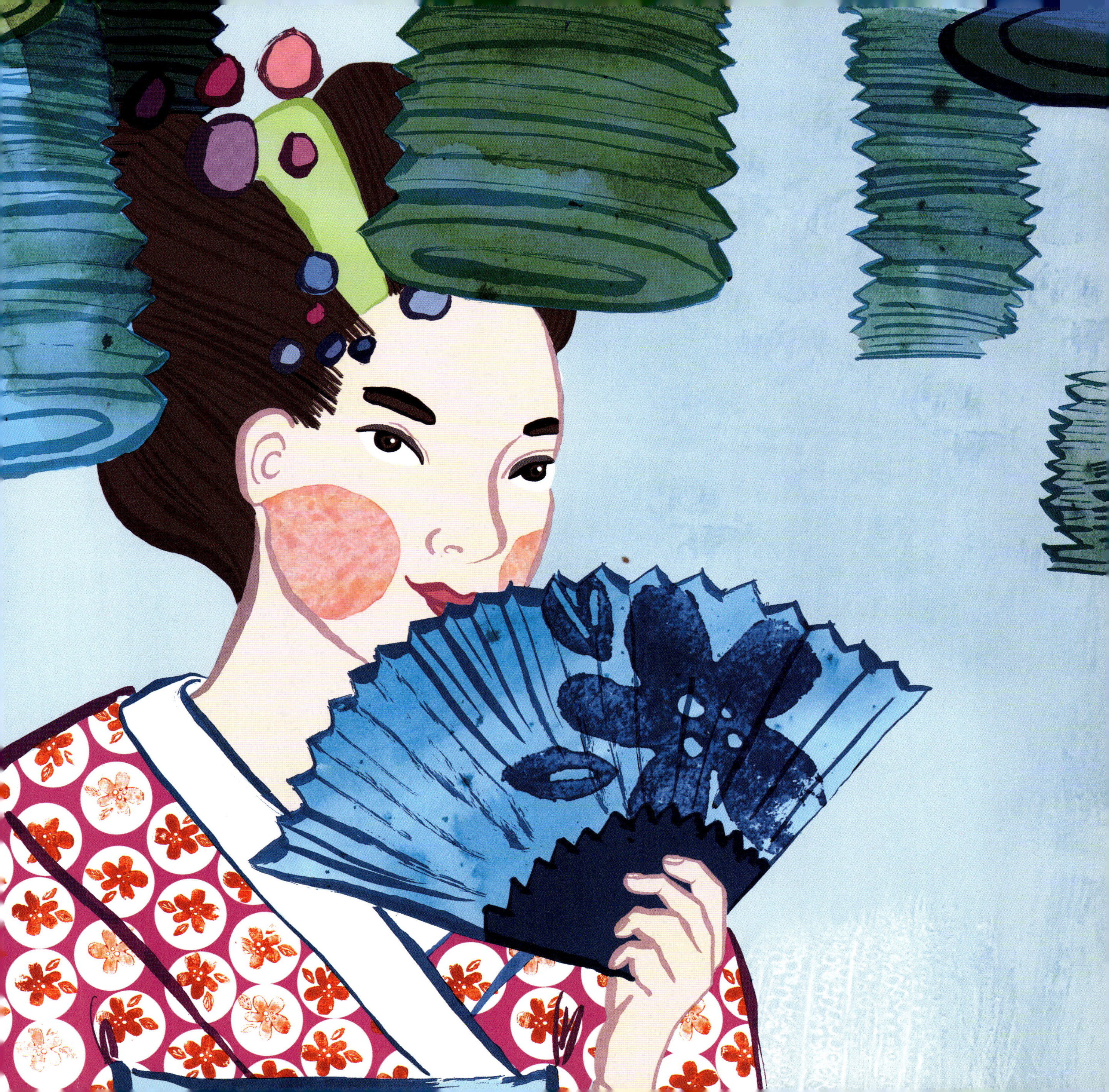

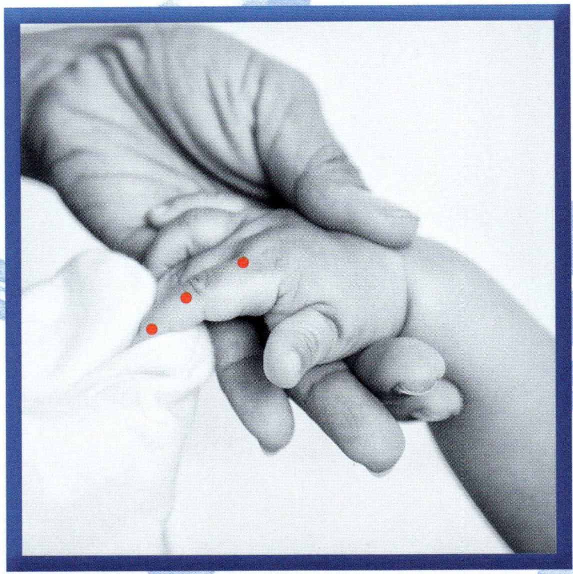

1. Finger drücken

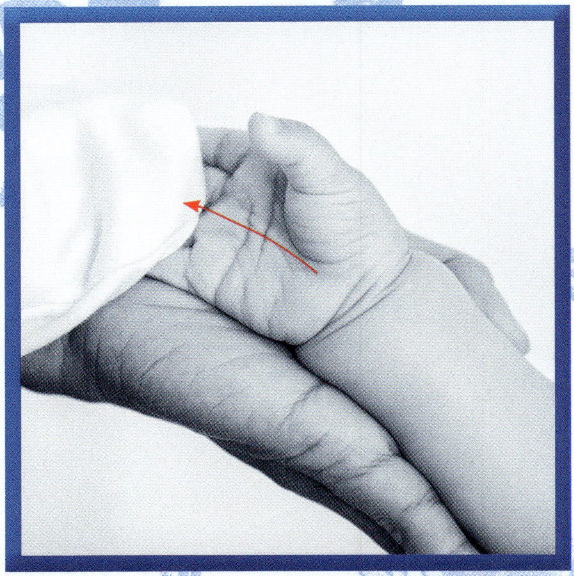

2. Ausstreichen

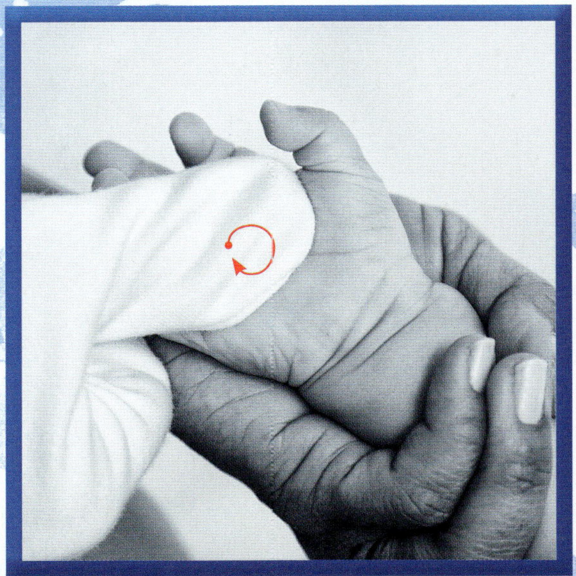

3. Kreisen

Und so wird's gemacht:

Vorbereitung: Tauchen Sie Ihre Waschhand (mit Waschlappen) in warmes Wasser ein.

1. **Finger drücken:** Mit einer Hand halten Sie locker das Handgelenk Ihres Babys, mit der anderen drücken Sie sanft jeden einzelnen Finger (an zwei bis drei Stellen) nach unten. Dabei sprechen Sie jeweils einen anderen Vokal (A-E-I-O-U). Die Veränderung der Stimme und das übertriebene Formen des Mundes sorgt für ein Maximum an Aufmerksamkeit!

2. **Ausstreichen:** Streichen Sie über den Handrücken und sagen dabei »und die Finger gehen zu«. Dann drehen Sie das Babyhändchen um, sodass die Handinnenfläche zu Ihnen zeigt. Jetzt streichen Sie die Innenfläche vom Handgelenk bis zu den Fingerspitzen ca. fünfmal aus. Wenn der Greifreflex Ihres Babys stark ausgeprägt ist, warten Sie mit diesem Schritt, bis Ihr Kind bereitwillig sein Händchen selbst dafür öffnet. Dazu fahren Sie mit »6-7-8-9-10 – jetzt sind sie wieder zu sehn« fort.

3. **Kreisen:** Mit dem Daumen drücken Sie abschließend sanft den Punkt in der Mitte der Handfläche. Massieren Sie kleine Kreise darauf. Verfahren Sie mit der anderen Hand in gleicher Weise. Wenn Sie beide Handbehandlungen abgeschlossen haben, umschließen Sie zärtlich die Schultern Ihres Kindes so, als wollten Sie kalte Hände an einer Tasse mit heißem Tee erwärmen.

Verdecken – Verstecken

(Antje Drössel)

A-E-I-O-U – und die Finger gehen zu.
6-7-8-9-10 – jetzt sind sie wieder zu sehn.

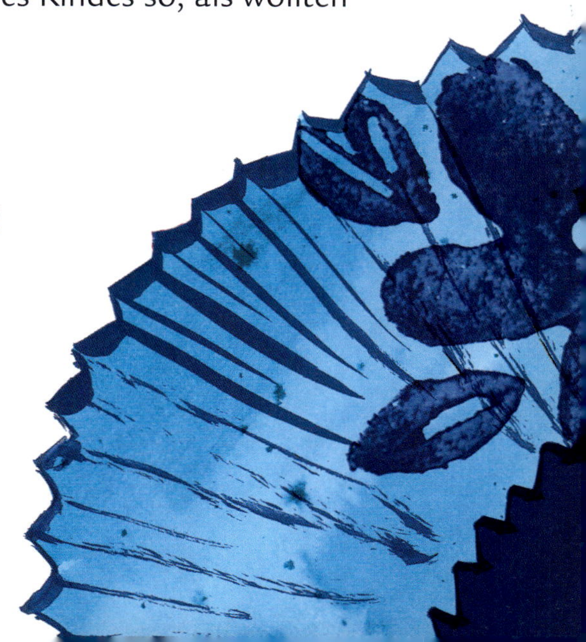

Arme erfrischen

Hat Ihr Baby oft kalte Händchen und Füßchen? Meistens ist das völlig normal, denn der Babykörper kann seinen Temperaturhaushalt noch nicht optimal regulieren. Die Erwärmung konzentriert sich zuerst auf die zentralen Körperteile, was oft zulasten der Extremitäten, also der Hände und Füße, geht. Man spricht daher auch von einer Zentralisierung des Kreislaufes.

Eine gute Möglichkeit, kalten Händchen entgegenzusteuern, ist eine tägliche Massage der Arme. Bei der folgenden Übung kommt die »schwedische Massagetechnik« zum Zug. Dabei wird zum Herzen hin massiert (siehe Seite 11). Die eingesetzten Techniken erinnern an die Teigbearbeitung beim Backen. Sie regen **Stoffwechsel und Kreislauf an** und stärken verschiedene **Organfunktionen** sowie das **Bindegewebe**. Bei müden und trinkfaulen Babys können sie vor dem Stillen besonders hilfreich sein.

ZEIT FÜR MICH!

Ähnlich wie beim Ausdauersport fordern Baby-Nachtschichten und Stillen dem Körper Höchstleistungen ab. Für einen gesunden Snack verrate ich Ihnen ein altes Familienrezept von Freunden aus Schweden: »*Kraftkorn-Kugeln*«. Mischen Sie 2 Tassen kernige Haferflocken, 1/2 Tasse Sesam, 1/2 Tasse geriebene Mandeln, 1/4 Tasse Sonnenblumenkerne mit 1/2 Tasse Flüssighonig, 1/4 Tasse hochwertigem Sonnenblumenöl und 1 TL Zimt. Daraus Kugeln formen (1 gut gehäufter EL), und diese auf ein mit Backpapier ausgelegtes Backblech verteilen. Bei 175 Grad 20 Minuten backen. Haltbarkeit ca. 2 Wochen in einer luftdicht verschlossenen Dose. Eventuell mit Datteln oder Rosinen verfeinern.

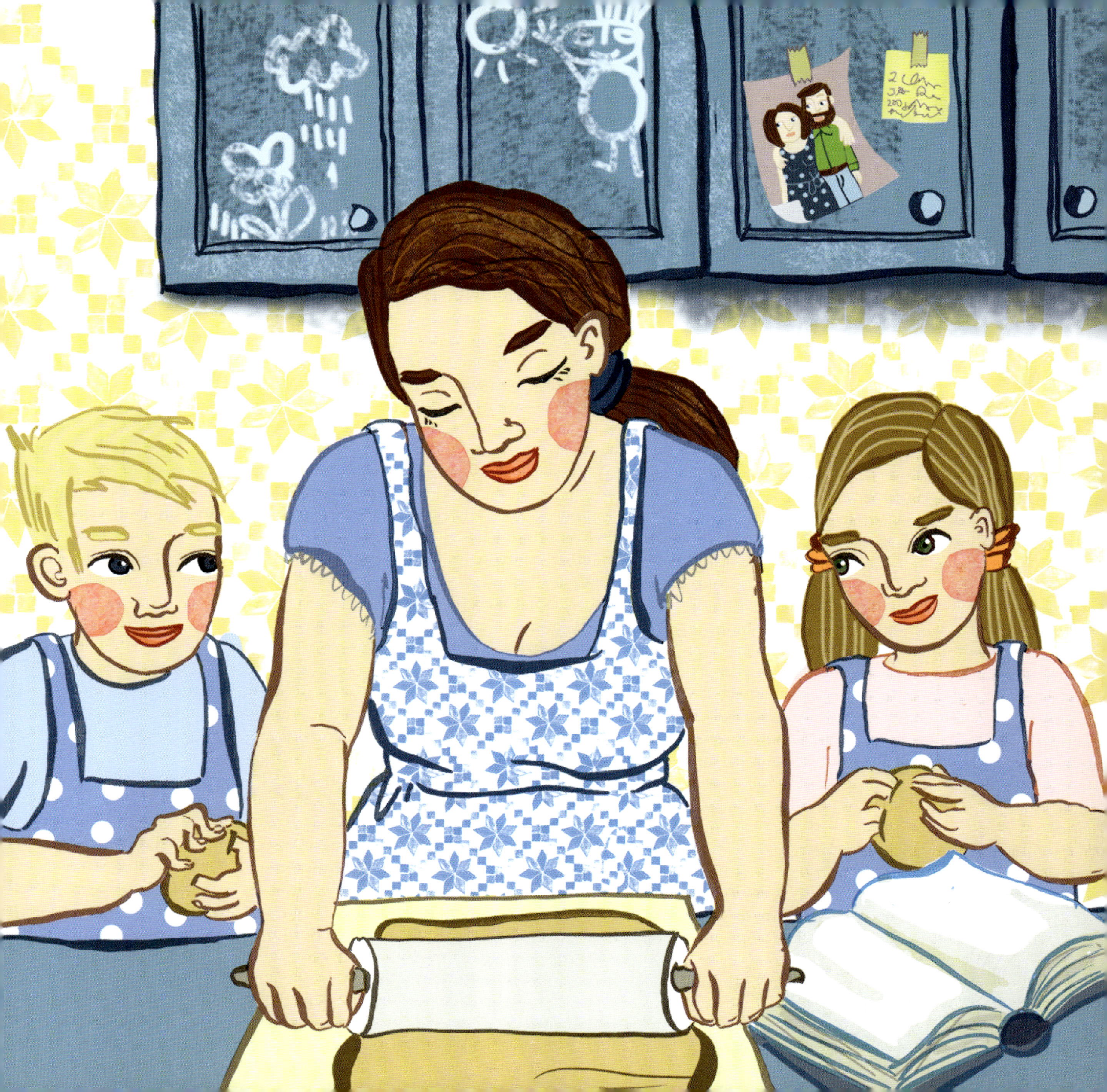

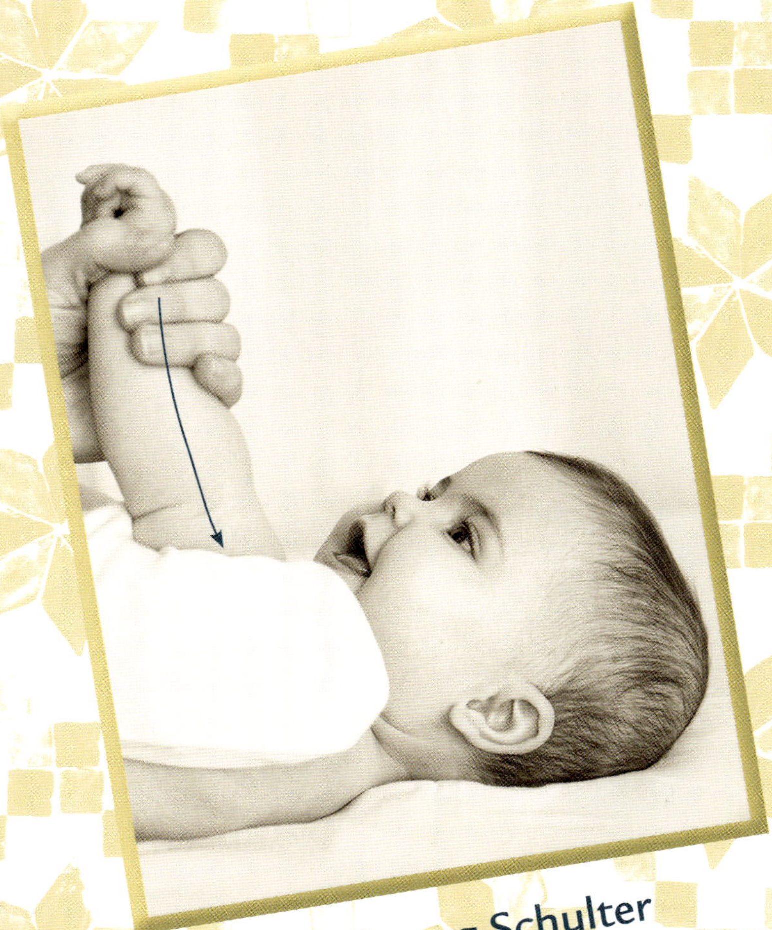

1. Richtung Schulter streichen

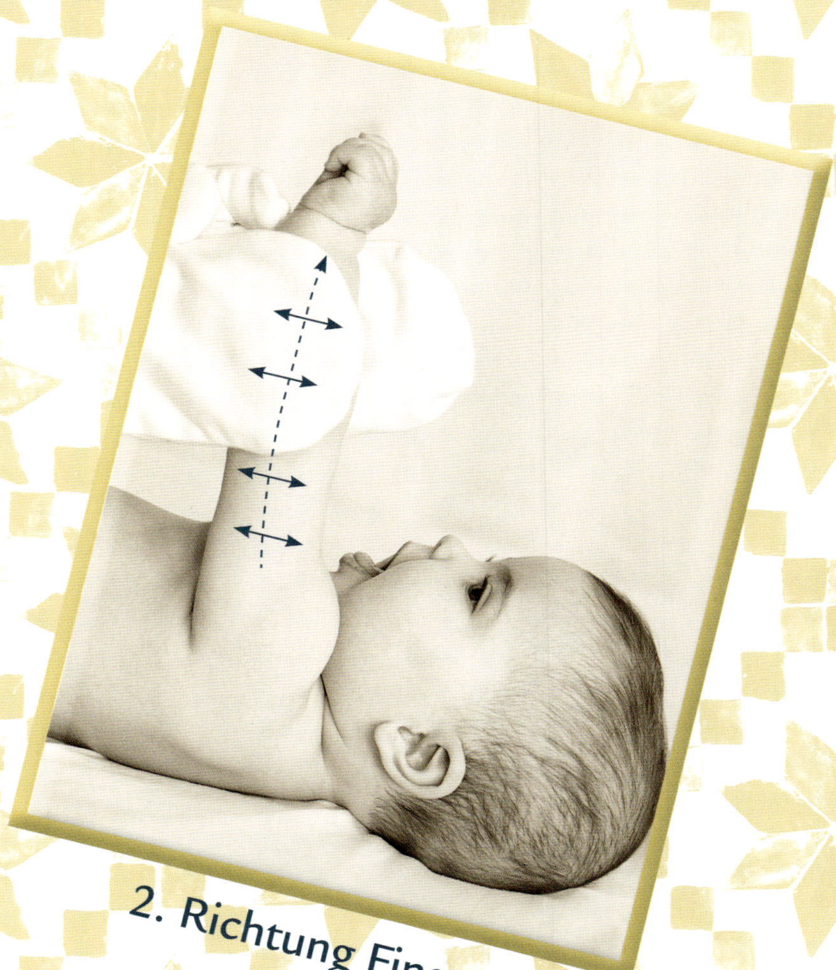

2. Richtung Finger rollen

Und so wird's gemacht:

Vorbereitung: Das Baby liegt auf dem Rücken. Stecken Sie Ihre rechte Hand in einen angefeuchteten Waschlappen.

1. **Richtung Schulter streichen:** Umfassen Sie das Handgelenk Ihres Babys mit der linken Hand. Die rechte Hand, Ihre »Waschhand«, umschließt wie ein Ring den Unterarm des Kindes und bewegt sich nun nach oben in Richtung des Herzens. Nachdem Ihre rechte Hand am Oberarm angekommen ist, wird sie wieder zum Ausgangspunkt zurückgelegt und die Streichung wiederholt. Die vorgegebene Massagebewegung stört Ihr Baby vielleicht in seinem Bewegungsdrang. Daher kann es gut sein, dass es ein paar Anläufe braucht, um damit vertraut zu werden. Bleiben Sie aber dran – es lohnt sich. Orientieren Sie sich bei der Anzahl der Wiederholungen an Ihrem Baby.

2. **Richtung Finger rollen:** Nehmen Sie jetzt ein trockenes Tuch (z.B. Mullwindel oder Massagetuch) zur Hand. Wickeln Sie den Arm Ihres Babys darin ein und rollen ihn wie eine Teigrolle vom Oberarm bis zu den Fingerspitzen in Ihren Händen. Mehrmals wiederholen und anschließend die Seite wechseln.

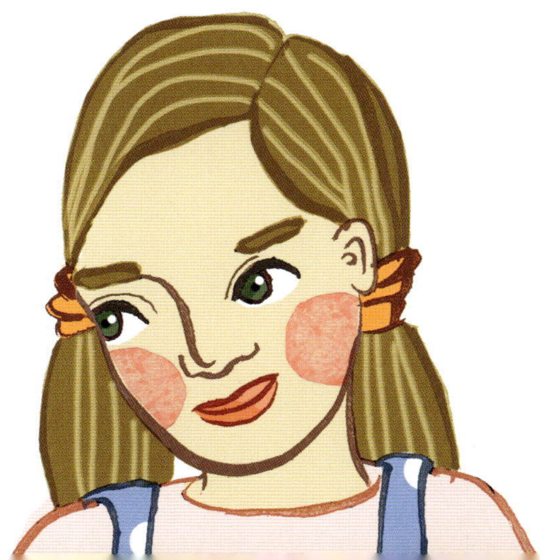

Arme kreuzen

Wenn wir an Afrika denken, fallen uns Begriffe wie Abenteuer, Savanne, wilde Tiere und Ursprünglichkeit ein. Als ich Afrika zum ersten Mal bereiste, beeindruckte mich am meisten die unendliche Weite. Ich hatte den Eindruck, endlich mal richtig durchatmen zu können und grenzenlos frei zu sein. Genau dieses wunderbare Gefühl können Sie zusammen mit Ihrem Baby bei der morgendlichen Übung »Arme kreuzen« genießen.

Dabei werden die Arme des Babys zuerst vor dem Körper verschränkt. Anschließend führen Sie sie zur Seite, sodass die **Atmung freier fließen kann.** Eine Bewegung, die dem Yoga entstammt und Ihrem Baby hilft, die **Wirbelsäule auszurichten** und **seine Mitte zu finden**. In einem weiteren Schritt werden die Arme nach oben bewegt, was dem morgendlichen »Recken und Strecken« gleichkommt. Für gute Laune können Sie zur Übung noch den entsprechenden Reim (siehe Seite 52) zum Besten geben.

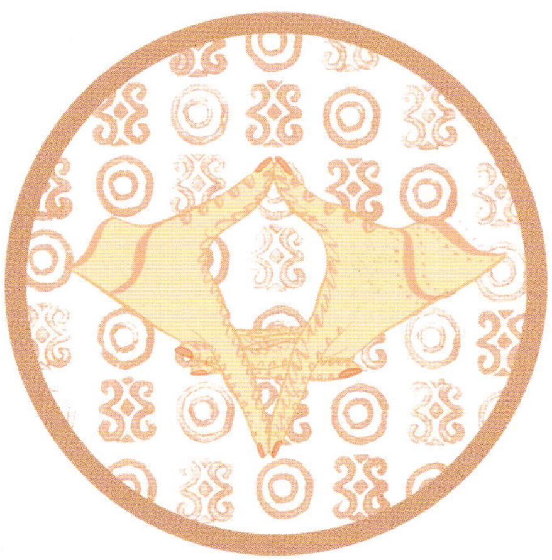

ZEIT FÜR MICH!

Probieren Sie doch einmal die *»Blitzableiter-Mudra«* aus, bei der alles, was Sie bedrückt und belastet, abfließen kann. Stellen Sie sich vor, Sie befinden sich irgendwo in Afrika, und die Sonne scheint Ihnen auf die Nasenspitze. Schütteln Sie zunächst im Stehen Ihre Arme kräftig nach unten aus und schlingern sie hin und her. Legen Sie dann die Zeigefinger aneinander und richten diese nach unten. Die anderen Finger verschränken Sie ineinander. Tief in den Bauch ein- und ausatmen. Dazwischen den Atem kurz anhalten. 15-mal wiederholen. Wichtig ist, dass Schultern und Kiefer locker bleiben.

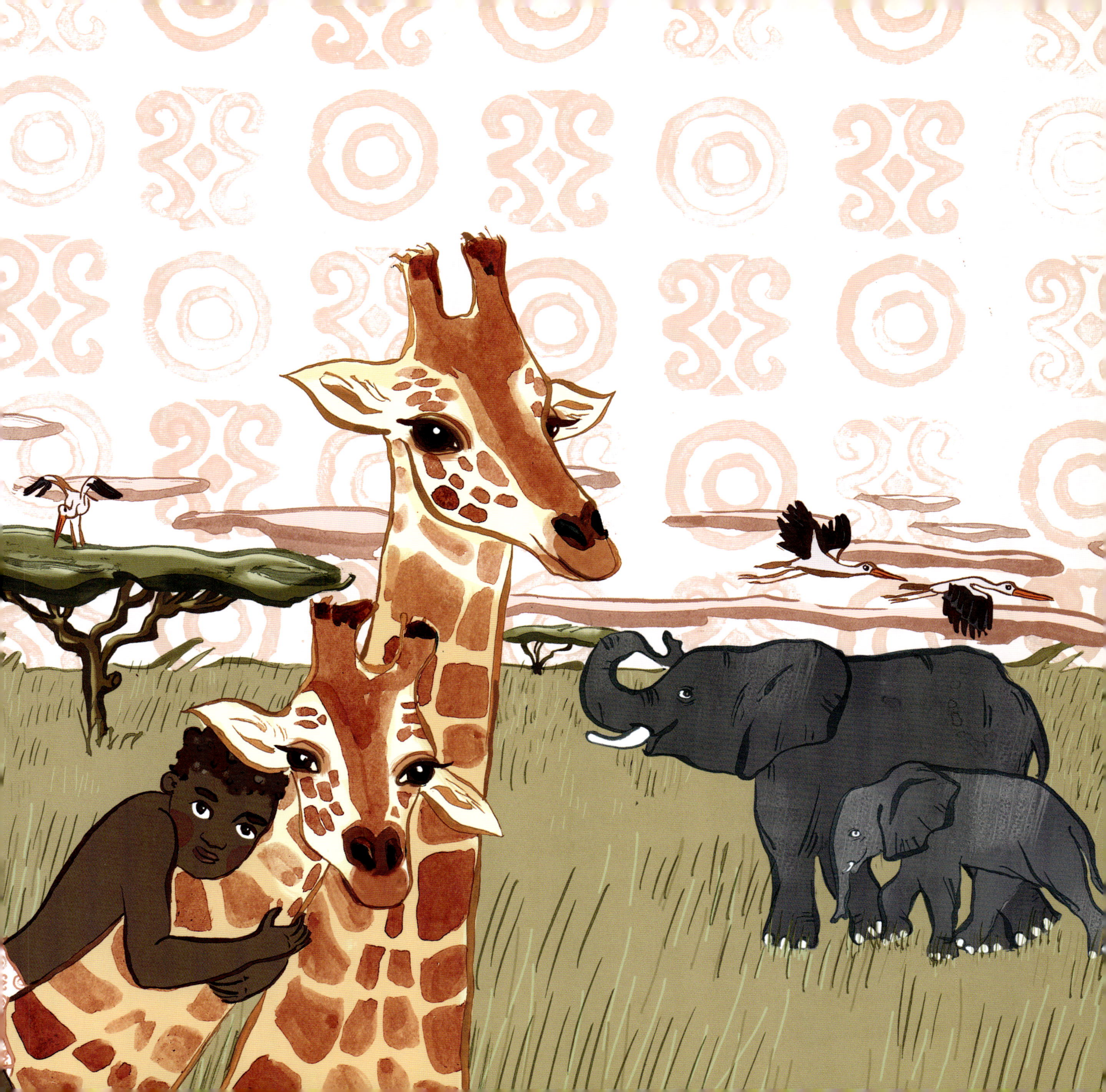

Und so wird's gemacht:

1./2. Arme kreuzen und Arme öffnen: Umfassen Sie beide Unterarme oder lassen Sie Ihr Baby Ihre Daumen umgreifen. Kreuzen Sie seine Arme vor seiner Brust übereinander. Viermal wiederholen, wobei abwechselnd der linke und rechte Arm oben liegen sollte. Dazu passt der Reimtext *1 und 2* der »Zugvögel«. Das »w-e-i-t« sollten Sie dabei in Bewegung und Atmung betonen.

3. Arme recken: Nun führen Sie beide Arme sanft nach oben und wieder zurück. Dazu sprechen Sie den entsprechenden Reimtext (*3*) mit insgesamt zwei Wiederholungen. Es genügt die Bewegung nach oben – ein richtiges Ausstrecken ist nicht erforderlich.

4. Bauchküsschen: Passend zum Textreim (*4*) gibt es zum Schluss noch ein »Küsschen« auf den Bauch. Wetten, dass Ihr Baby dabei lacht?!

Die Zugvögel

(Antje Drössel)

(1 und 2) Ist die S-o-m-m-e-r-s-o-n-n-e nicht mehr da,
ziehen die Vögel w-e-i-t nach Afrika.

(3) Sie fliegen h-o-c-h, sie fliegen nieder.
Sie fliegen h-o-c-h, sie fliegen nieder.

(4) Kehrt die F-r-ü-h-l-i-n-g-s-sonne zurück,
dann kommen sie wieder …
und küssen dich auf den Bauch!

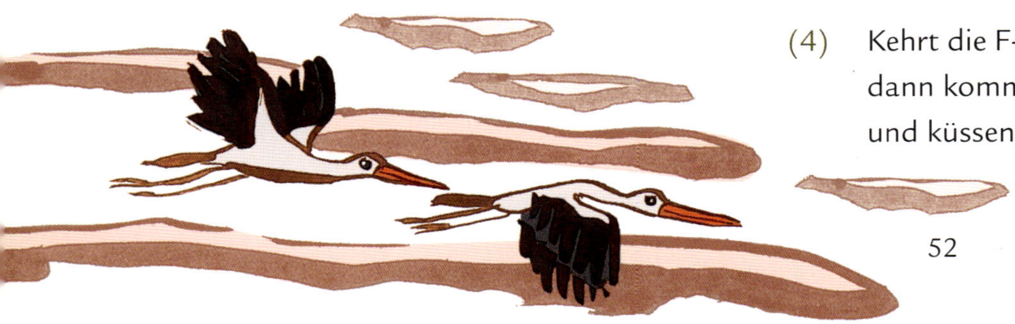

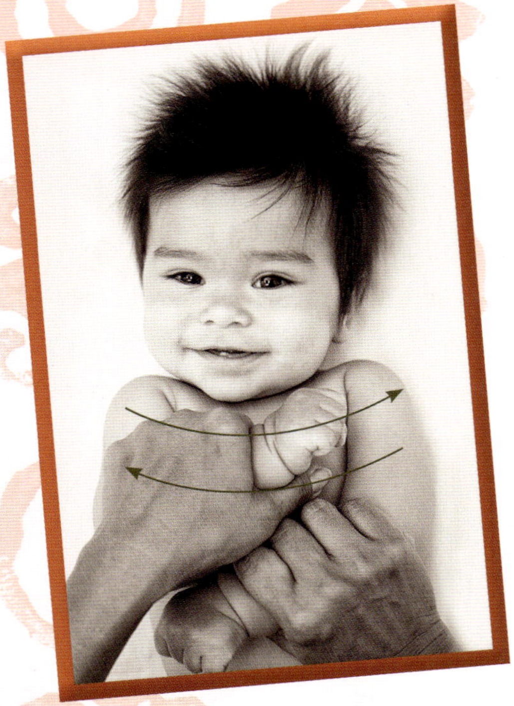

1. Arme kreuzen

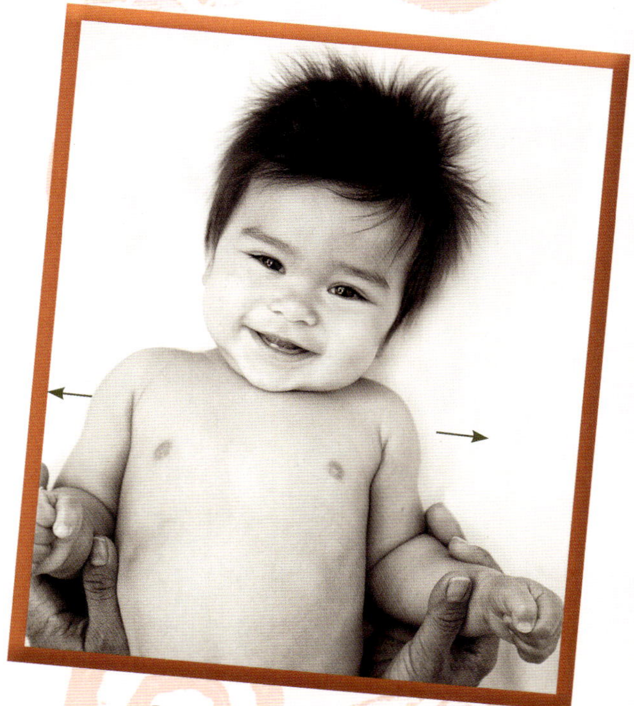

2. Arme öffnen

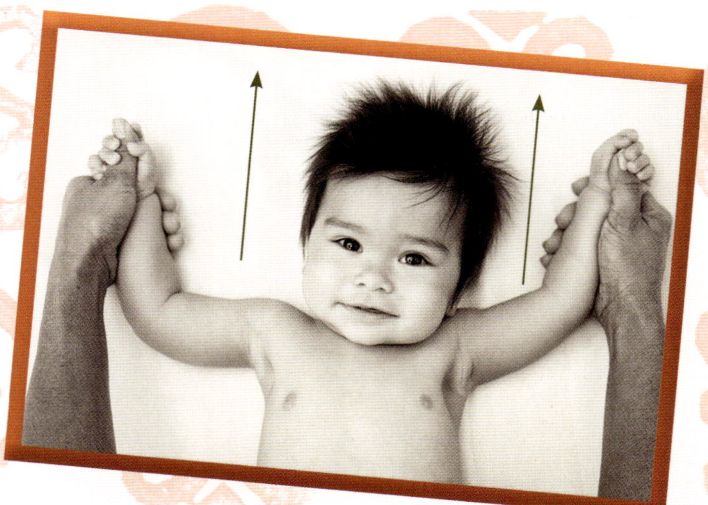

3. Arme recken

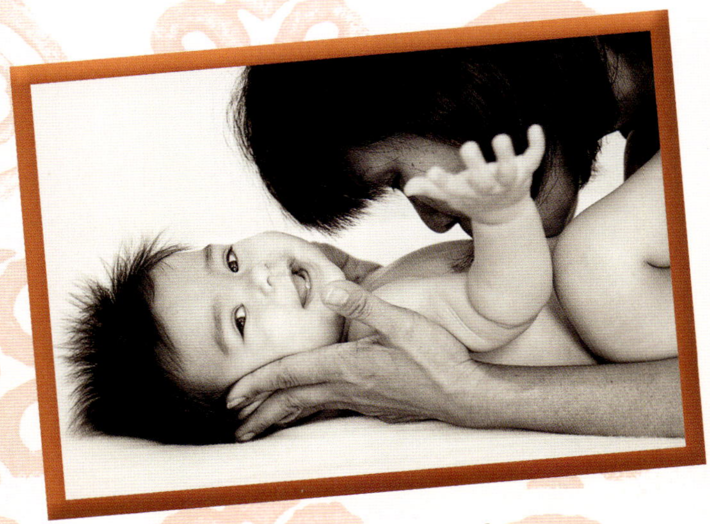

4. Bauchküsschen

10 Oberkörper erfrischen

Diese Übung kombiniert drei Schritte mit einer prickelnden Erfrischung, die einem Strandspaziergang an der Nordsee gleicht. Der erste Schritt wirkt sich **förderlich auf das Herz-Kreislaufsystem** sowie die Atmung aus. Der zweite **hilft gegen Blähungen** und der dritte wirkt **lockernd und vitalisierend auf Körper und Geist.** Um die einzelnen Massagebewegungen in ihrer Wirkung zu verstärken, können Sie Ihrem Baby dazu den Reim von der »Kleinen Raupe Nimmersatt« erzählen. Der jeweilige Schritt wird vor der dazu passenden Reimzeile angegeben.

Die kleine Raupe Nimmersatt

(Rosemarie Hetzner)

(1) Die kleine Raupe Nimmersatt
fraß hungrig sich von Blatt zu Blatt.

(2) Da wurde aus dem kleinen Ding

(3) ein wunderschöner Schmetterling.

(1) Der wunderschöne Schmetterling
tanzt flatternd zu den Blumen hin.

(2) Er lockt die Kinder übers Feld

(3) hinaus in unsere bunte Welt.

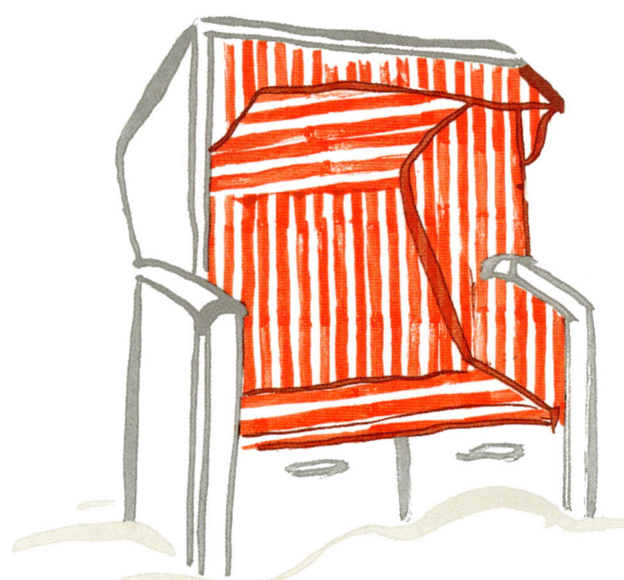

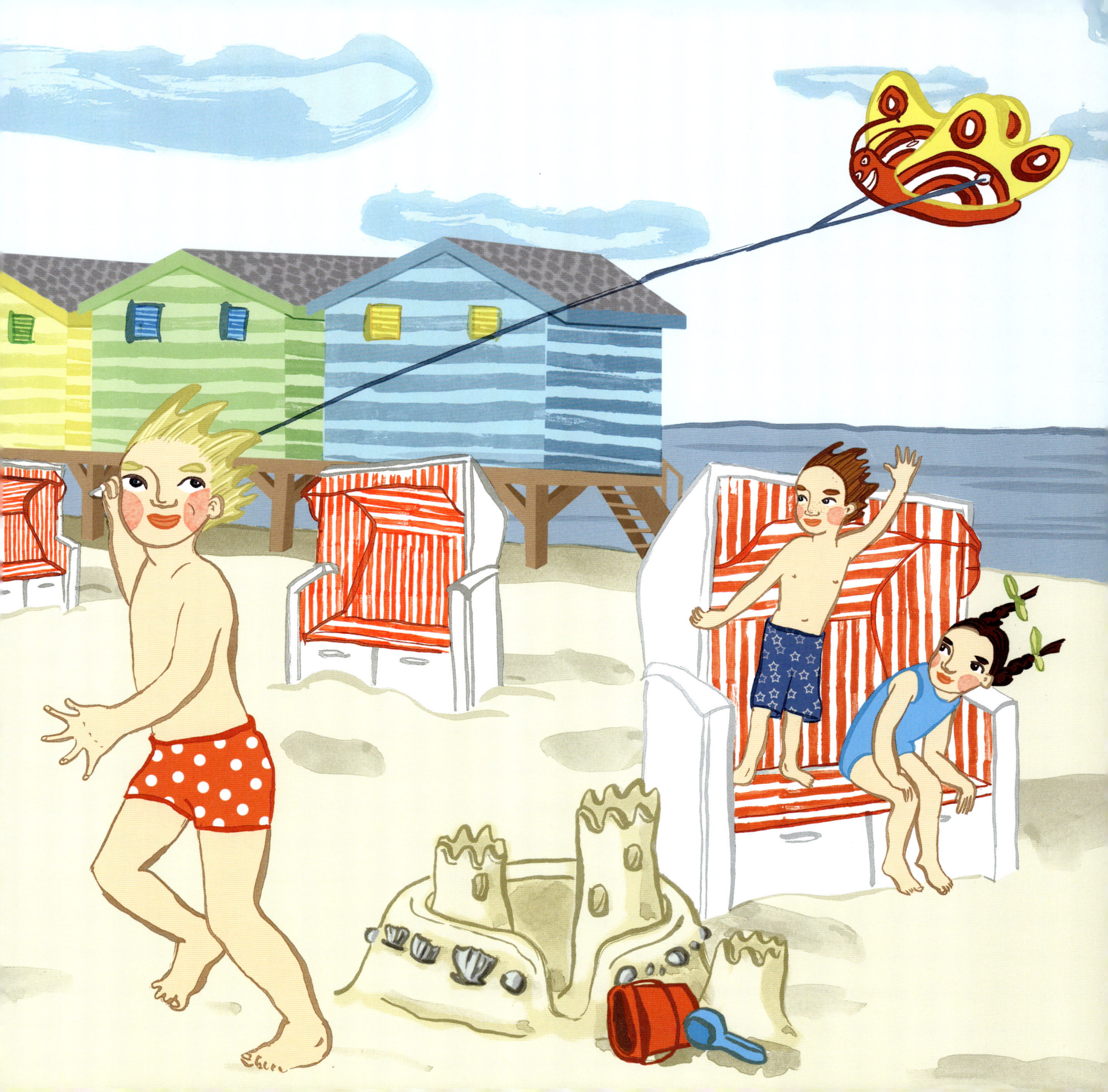

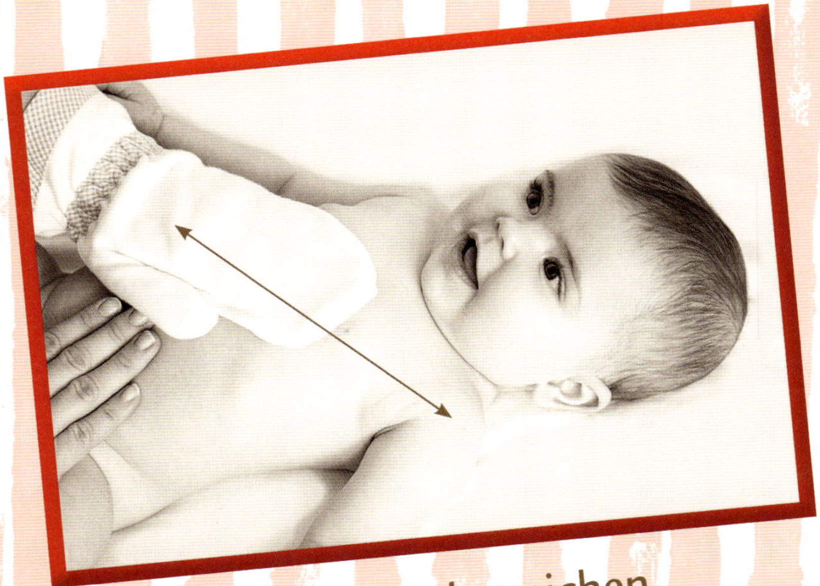

1. Diagonal streichen

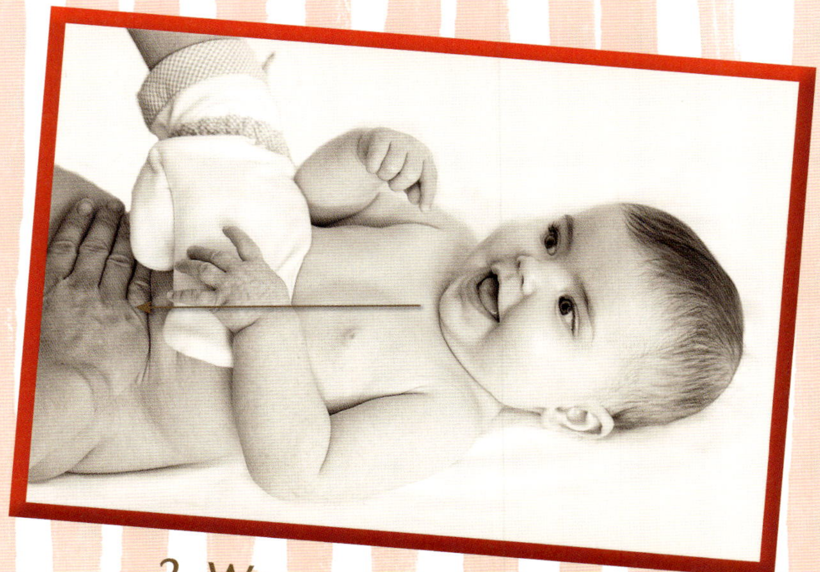

2. Wasserrad schaufeln

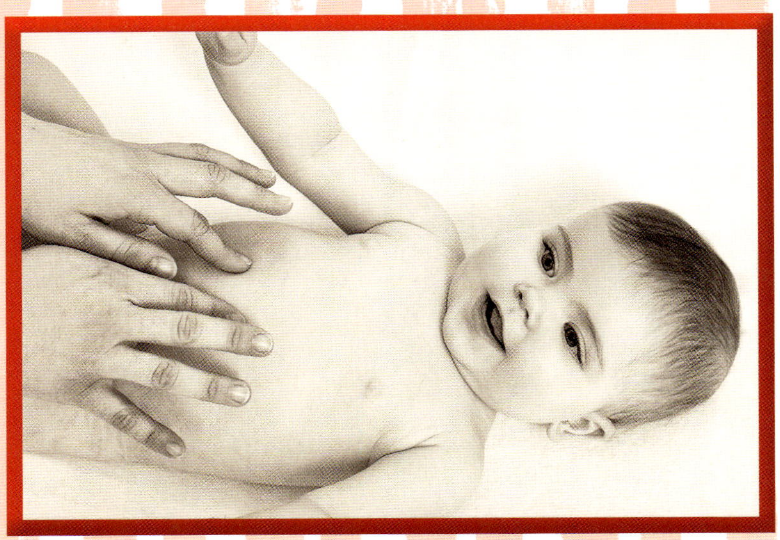

3. Regentropfen klopfen

Und so wird's gemacht:

Vorbereitung: Sie stehen vor Ihrem Baby und legen Ihre rechte Hand schräg unter seinen Bauchnabel, sodass Ihre Fingerspitzen zur Schulter des Babys zeigen. Die linke Hand befindet sich im Waschlappen, der nun in warmes Wasser eingetaucht wird.

1. **Diagonal streichen:** Streichen Sie mit der linken Hand von links unten (Leiste) nach rechts oben (Schulter) den gesamten Oberkörper entlang und wieder zurück. Die rechte Hand verbleibt auf dem Unterbauch. Wiederholen Sie diese Übung etwa viermal.

2. **Wasserrad schaufeln:** Ihre rechte Hand liegt waagerecht unter dem Bauchnabel. Die linke »Waschhand« befindet sich auf der Brust und streicht von oben nach unten zur zweiten Hand aus. Wiederholen Sie diese Streichung viermal.

3. **Regentropfen klopfen:** Ein herzergreifendes Babylachen zwischendurch sorgt dafür, dass die Spannung und Freude bei diesem Programm aufrechterhalten wird. Lassen Sie die Fingerkuppen der rechten Hand wie einen Regenschauer über den Oberkörper prasseln. Probieren Sie immer mal wieder verschiedene Stellen und Richtungen aus. Sie können beispielsweise mit dem Finger einen Schmetterling rund um den Bauchnabel nachzeichnen. Oder Sie küssen Ihr Baby zärtlich bzw. intensiv auf den Bauch, kitzeln es sanft mit Ihren Haaren oder einer Feder.

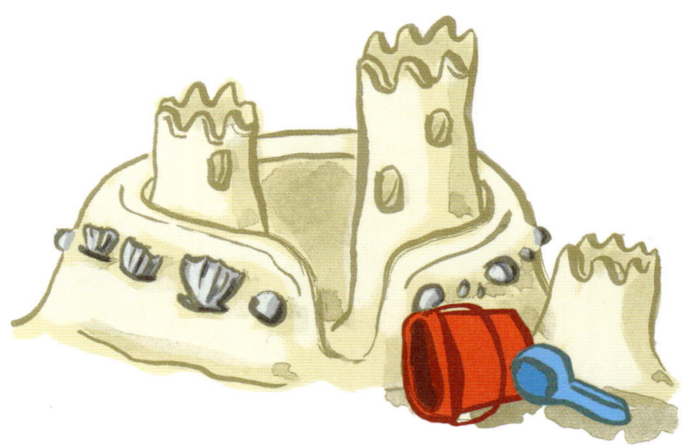

11 *Füße erfrischen*

Ich finde es immer wieder faszinierend, kleine Babyfüße zu sehen. Sie sind ein absolutes Meisterwerk der Natur – 28 Knochen, 107 Bänder, 19 Muskeln sowie rund 50 Gelenke und Sehnen, die das Ganze zusammenhalten. Im Laufe seines Lebens wird Ihr Kind damit mehrmals die Welt umrunden. Um die Füße Ihres Babys **zu pflegen** und das gesamte **Immunsystem zu stärken**, sollten Sie sich und Ihrem Baby die tägliche **Fußmassage mit Frische-Effekt** nicht entgehen lassen.

Zum Schutz ist der niedliche Babyfuß von einer Fettpolsterung umgeben, die sich im Laufe der Zeit verliert, wenn sich der Fuß allmählich formt. Babys sollte man daher nicht in Schuhe »zwängen«. Für die Entwicklung ist es wichtig, dass sie möglichst viele Erforschungen ungehindert über den Fuß anstellen können. Am besten eignen sich dabei Wollsocken oder -schühchen, die man auch verschnüren kann. Ich habe mich immer über Socken geärgert, die sich ständig durch das Strampeln verabschiedet haben. Meine Mütterpflegerin schenkte mir dann gestrickte Babyschühchen mit Schnürsenkeln – ein fantastisches Geschenk! Vielleicht kennen Sie ja jemanden, der Ihnen welche stricken könnte?!

TIPPS UND TRICKS

Es kommt der Zeitpunkt, an dem Ihr Kind alles über das Babyalter wissen will und Fotos vom runden Bauch seiner Mama genauso spannend findet, wie Abdrücke seiner eigenen kleinen Hände oder Füße. Besorgen Sie sich dafür eine Gips-Abdruckmasse, oder bemalen Sie den Babyfuß mit Fingerfarbe und stempeln ihn auf ein Blatt Papier. Ihr Kind wird später seine Freude daran haben (und Sie sicherlich auch)!

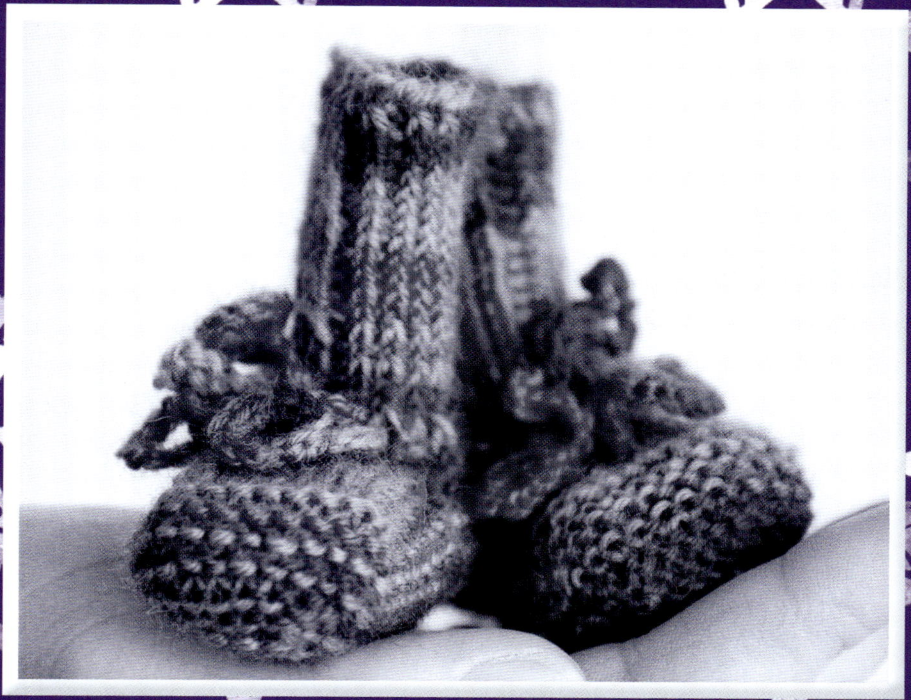

ANLEITUNG (nach Dorothea Dellit)

Sie brauchen: ca. 26 g Strumpfwolle, 2,5er Nadelspiel und Erfahrung im Sockenstricken.

Bündchen: 40 Maschen (M) aufnehmen (4x10) und 27 Runden (Ru) stricken. In Ru 28 beginnt das Lochmuster, durch das später ein Bindebändchen gezogen wird: 2 M zusammenstricken, 1 Umschlag usw. In Ru 29 wird mit rechten Maschen abgestrickt. (Umschläge wie Maschen behandeln. Es müssen auf jeder Nadel wieder 10 M sein.) In Ru 30 noch einmal mit rechten Maschen stricken.

Rist (Oberseite des Babyschuhs): 14 M auf eine Nadel abteilen (Ristnadel), restliche M auf 2 Nadeln (je 13 M) verteilen und ruhen lassen (Ruhenadeln). Je nach Füßchenlänge den Rist 16, 18, 20, ... Reihen (Re) plus 5 Re (= Höhe des Schühchens) auf der Ristnadel kraus stricken. Dann aus den beiden Seiten der so entstandenen Ristlasche je 12 M (14, 18, ...) aus den Randmaschen aufnehmen.
Die M von den 5 Nadeln wie folgt auf 4 Nadeln verteilen: 14 M bleiben auf der ursprünglichen Ristnadel. Mit ihr entsteht nun die Spitze (= Spitzennadel). Jeweils 6 M der Ruhenadeln zu den 12 M (14, 18, ...) der neuen Seitennadeln hinzunehmen. Die restlichen 14 M der Ruhenadeln auf eine Nadel nehmen (= Fersennadel).
10 Ru stricken (z.B. 2r, 2l ...); dann beginnt an Spitze und Ferse (Nadeln mit je 14 M) die Abnahme: Jeweils die beiden ersten und die beiden letzten M zusammenstricken, bis nur noch 1 M auf der Nadel übrig ist. Nun alle M abketten und mit Maschenstich zusammennähen (Naht unter dem Fuß). Fäden verstechen, Bindeband durch die Lochreihe ziehen.[4]

Und so wird's gemacht:

1. **Fußsohle kringeln:** Stützen Sie den Fuß Ihres Babys mit der linken Hand ab. Mit dem Daumen der rechten Hand (in warm angefeuchtetem Waschlappen oder Tuch) massieren Sie kreisförmig (im Uhrzeigersinn) einen Punkt in der Fersenmitte. Lassen Sie einen weiteren Kringel in der Fußmitte und einen dritten unter dem Ballen folgen.

2. **Fußsohle ausstreichen:** Ausgangsstellung wie bei Schritt 1. Jetzt streichen Sie mit mittlerem Druck von der Ferse bis zu den Zehen. Mehrfach wiederholen und dabei die gesamte Breite der Fußsohle ausnutzen. Wenn Ihr Baby das Ausstreichen genießt, können Sie ruhig die Innen- und schließlich die Außenkanten des Fußes miteinbeziehen.

3. **Zehen drücken:** Umfassen Sie mit der linken Hand das Fußgelenk. Mit der »Waschhand« üben Sie nun mit Daumen und Zeigefinger zuerst am Grundgelenk, dann an der Zehenspitze sanften Druck aus. Mit den anderen Zehen ebenso verfahren. Für eine Extraportion Entspannung üben Sie ebenfalls mit Daumen und Zeigefinger einen leichten Druck von oben und unten auf die Zehenzwischenräume aus (die »Schwimmhäute«).

4. **Knöchel kringeln:** Mit der linken Hand halten Sie den Fuß Ihres Babys, während die »Waschhand« mit sanften Bewegungen im Uhrzeigersinn rund um den Knöchel kreist. Zur Ausdehnung der Wohlfühlmassage können Sie weitere Kringel rund um das Fußgelenk zeichnen. Das entspannt herrlich!

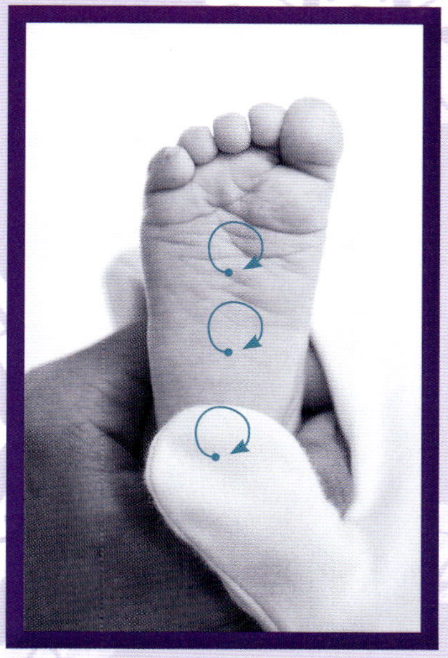

1. Fußsohle kringeln

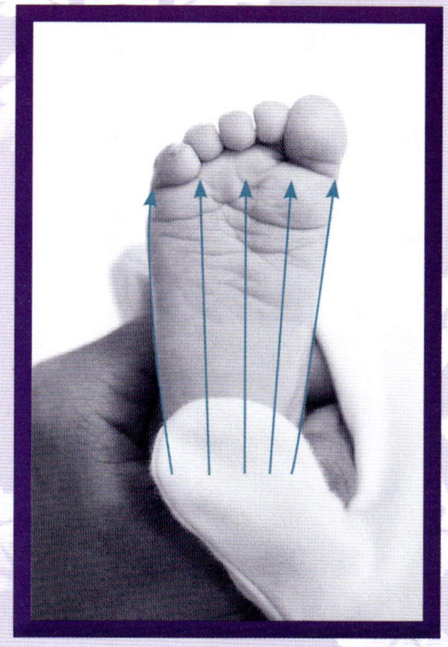

2. Fußsohle ausstreichen

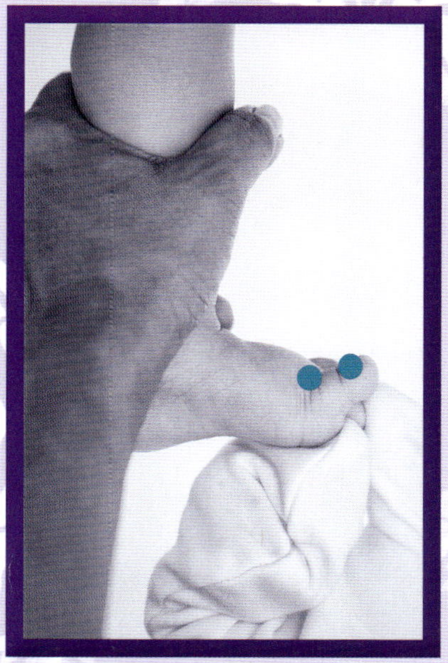

3. Zehen drücken

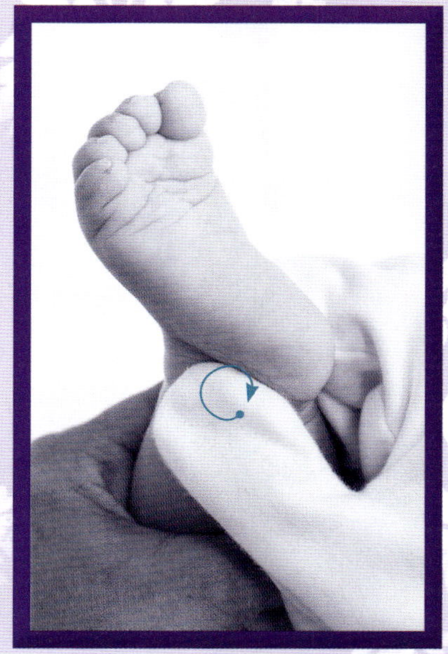

4. Knöchel kringeln

Beine erfrischen

Ihr Baby hat in seinem ersten Jahr viel zu bewältigen. In einem rasanten Entwicklungsprozess vollziehen sich viele Wachstumsschübe, die auch mit Schmerzen verbunden sein können. Das Gehirn hat hierbei in den ersten beiden Monaten, ebenso wie das Gehör und die Augen, den Vorrang. Sobald die grobmotorische Entwicklung einsetzt, also das Krabbeln und Laufen, startet der Wachstumsprozess auch in den Beinen.

Ihr Baby wird Ihnen sehr dankbar sein, wenn Sie es mit der folgenden Übung täglich verwöhnen. Sie wirkt **lockernd** auf **Beinmuskulatur** sowie **Bindegewebe** und ist selbst bei Profifußballern sehr beliebt. Für Abwechslung sorgt das Lied »Zeigt her eure Füße, zeigt her eure Schuh'«, das wie geschaffen dafür ist.

Zeigt her eure Füße, zeigt her eure Schuh'

(Volkslied)

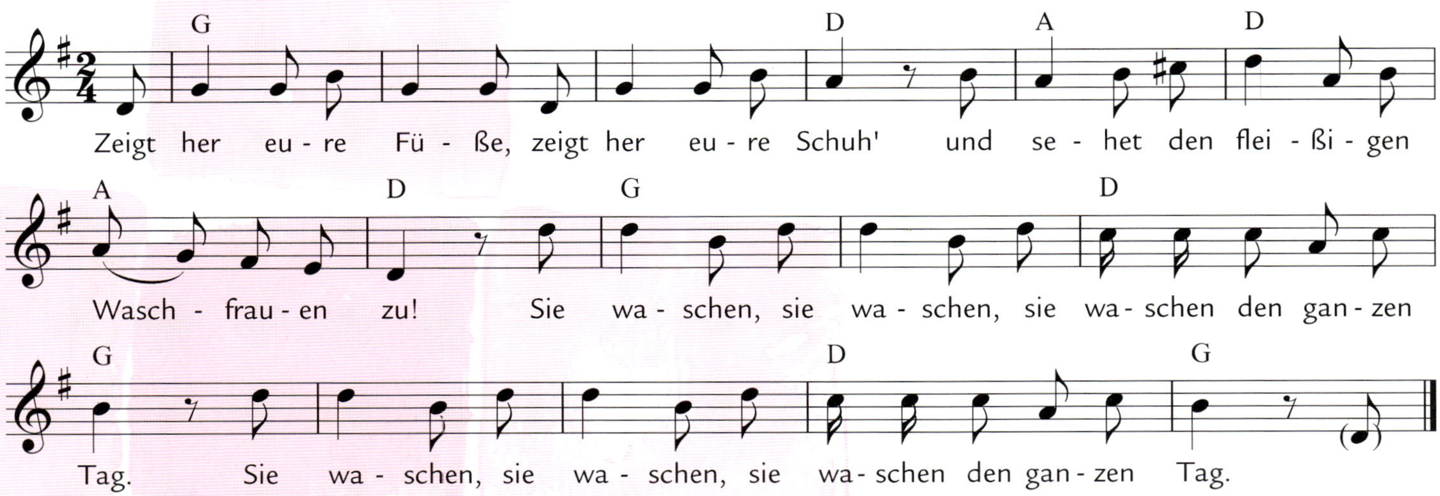
G D A D
Zeigt her eu - re Fü - ße, zeigt her eu - re Schuh' und se - het den flei - ßi - gen
A D G D
Wasch - frau - en zu! Sie wa - schen, sie wa - schen, sie wa - schen den gan - zen
G D G
Tag. Sie wa - schen, sie wa - schen, sie wa - schen den gan - zen Tag.

2. Sie wringen … 3. Sie rollen … 4. Sie bügeln …

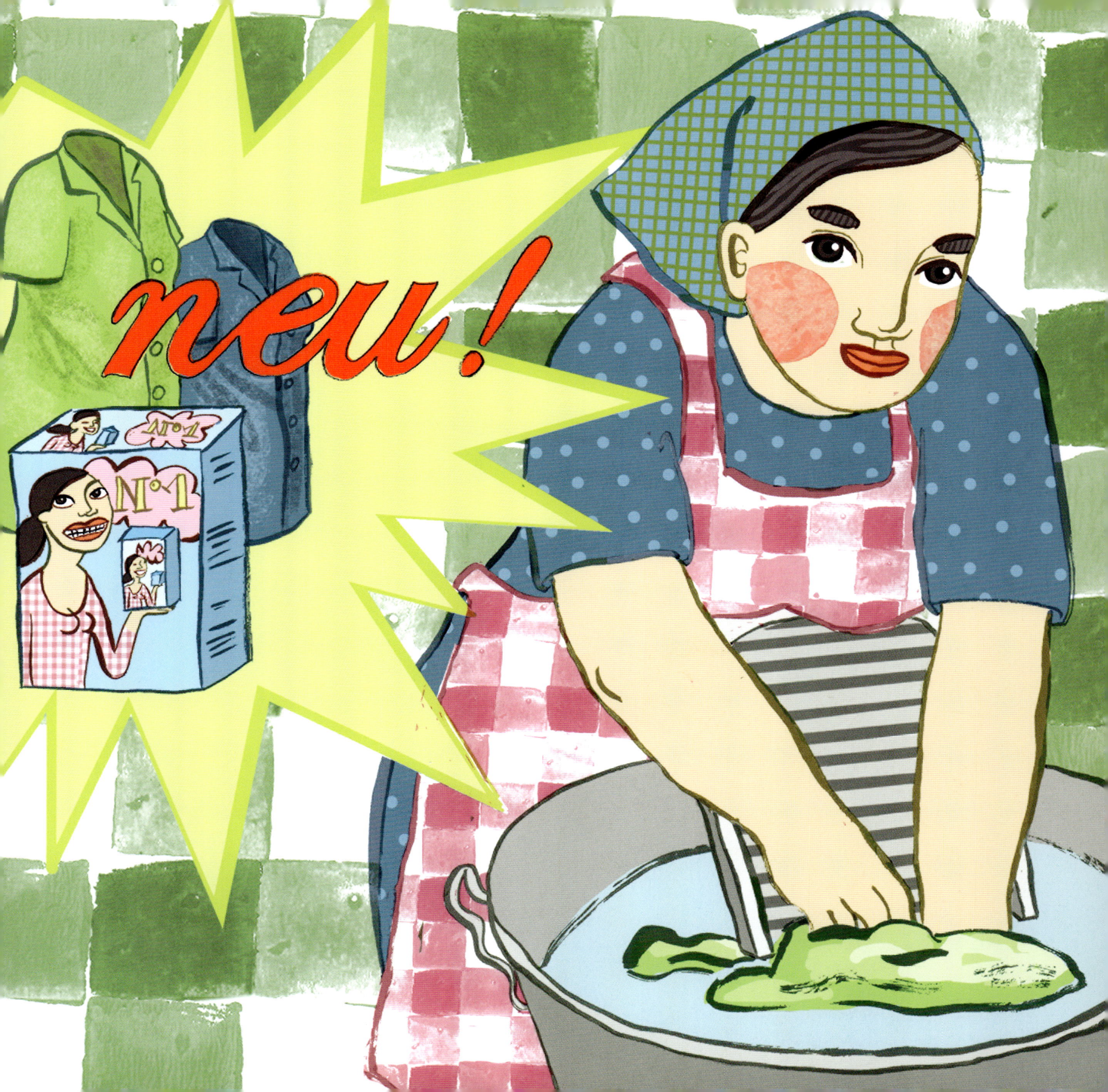
neu!
N°1

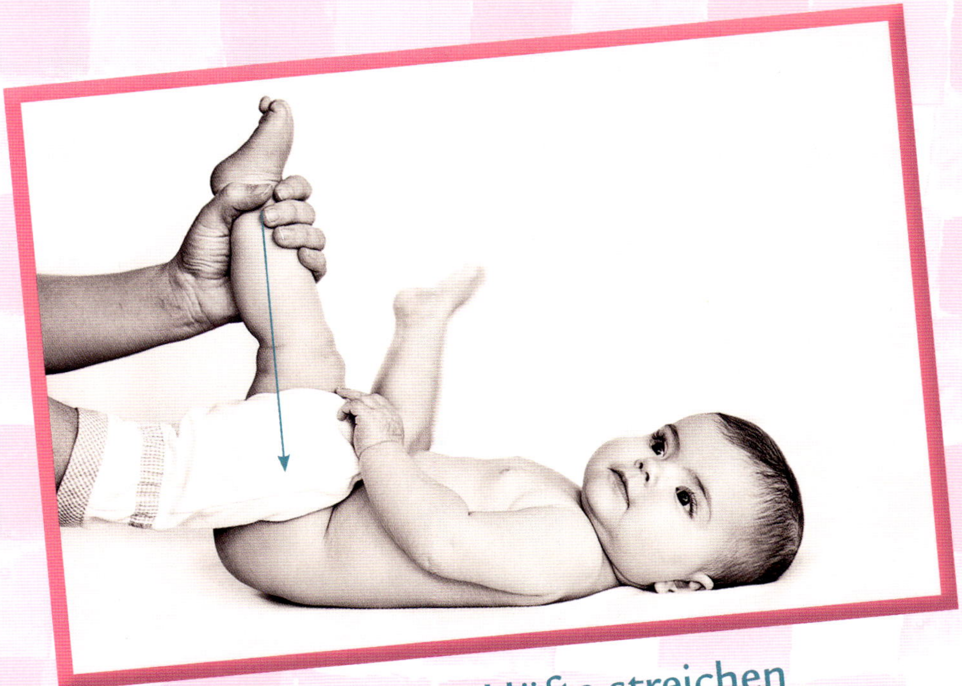

1. Richtung Hüfte streichen

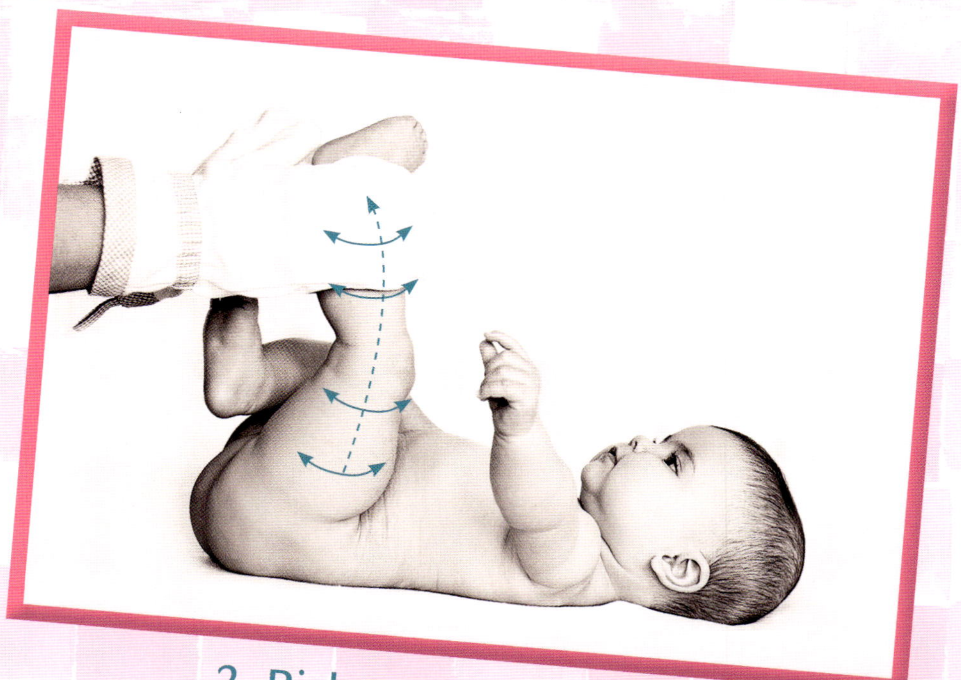

2. Richtung Zehen rollen

Und so wird's gemacht:

Vorbereitung: Ihr Kind liegt auf dem Rücken. Heben Sie das linke Bein an, und umfassen Sie den Knöchel mit der linken Hand. Die rechte befindet sich im Waschlappen und wird in warmes Wasser getaucht.

1. **Richtung Hüfte streichen:** Umfassen Sie den Knöchel mit dem warmen Waschlappen, als wollten Sie einen Ring um ihn bilden. Nun streichen Sie das Bein nach oben bis zur Hüfte hoch aus. Sie können mit sanftem Druck starten und ihn verstärken, wenn es Ihrem Baby gefällt. Lediglich über dem Knie sollten Sie etwas sanfter sein. Der Po bleibt dabei auf der Unterlage und das Bein ist leicht gebeugt. Wenn Sie diesen Schritt siebenmal wiederholen, passt er zum Takt des Liedes »Zeigt her eure Füße, zeigt her eure Schuh'«.

2. **Richtung Zehen rollen:** Nun nehmen Sie ein trockenes Massagetuch zur Hand (eine Mullwindel oder zwei trockene Waschlappen tun es auch). Rollen Sie das Beinchen in Ihren Händen von oben nach unten in Richtung Füße, wie den Teig für eine Brezel, die Sie in der Hand rollen und gleichzeitig formen. Insgesamt siebenmal, dann ist die erste Liedstrophe zu Ende, und Sie wechseln zur anderen Körperseite.

TIPPS UND TRICKS

Bei Wachstumsschüben haben Babys und größere Kinder oft Schmerzen in den Leisten, die in Rücken und Beine ausstrahlen. Beides kann laut der Heilpraktikerin Felicitas Waldeck[5] mit folgender Übung harmonisiert werden: Legen Sie Ihre linke Hand auf die linke Nierengegend Ihres Babys und die rechte Hand auf seine rechte Leiste. Halten Sie Ihre Hände etwa zwei Minuten, und genießen Sie den wohltuenden Kontakt.

13 Gymnastik »Schubkarren«

Mit dieser Übung soll Ihr Baby noch einmal **in Bewegung kommen** und **auf den Tag eingestimmt werden**. Neben dem spielerischen Unterhaltungswert **fördert sie ganz nebenbei die Verdauung** – und welches Baby hat damit keine Probleme in den ersten Monaten? Wie sagt man so schön: »Mit Musik geht alles besser!« Also springen Sie über Ihren Schatten und motivieren Sie Ihr Baby zum Mitmachen mit dem Lied »Große Uhren – Kleine Uhren«. Die langsamen Übungsschritte 1 und 2 stellen die großen, die schnellen Schritte 3 und 4 die kleinen Uhren bzw. Taschenuhren dar.

Große Uhren – Kleine Uhren

(Melodie: Karl Karow)

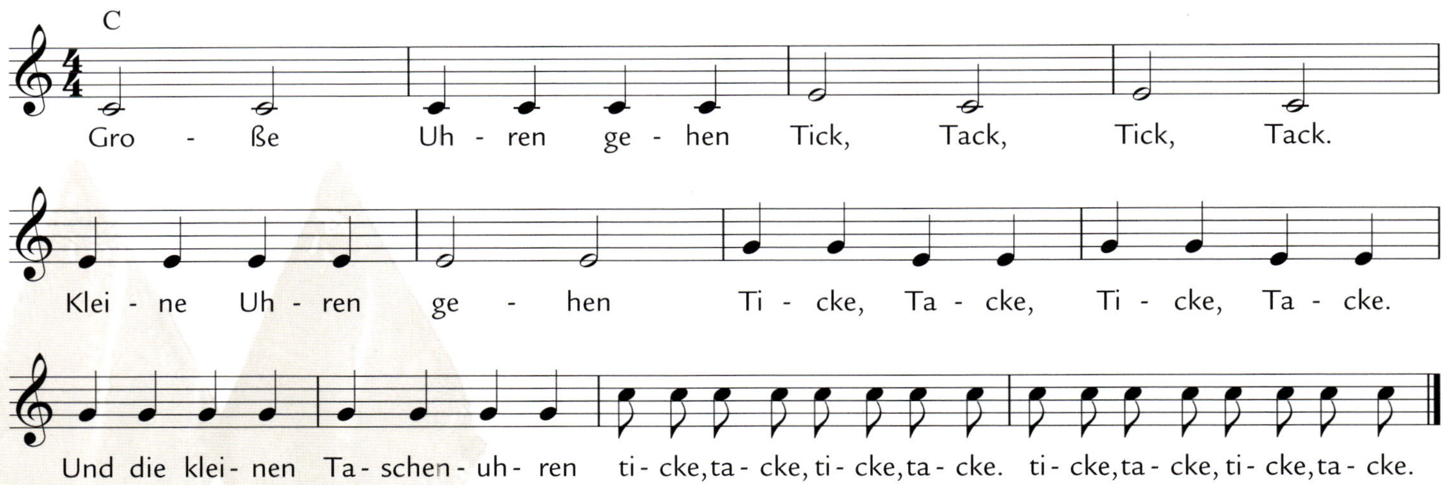
C
Gro - ße Uh - ren ge - hen Tick, Tack, Tick, Tack.
Klei - ne Uh - ren ge - hen Ti - cke, Ta - cke, Ti - cke, Ta - cke.
Und die klei- nen Ta - schen - uh - ren ti - cke, ta - cke, ti - cke, ta - cke. ti - cke, ta - cke, ti - cke, ta - cke.

2. Kirchenglocken läuten ding-dong, Türglocken schellen ring-ring,
und die Kuckucksuhren machen kuckuck-kuckuck-kuckuck!

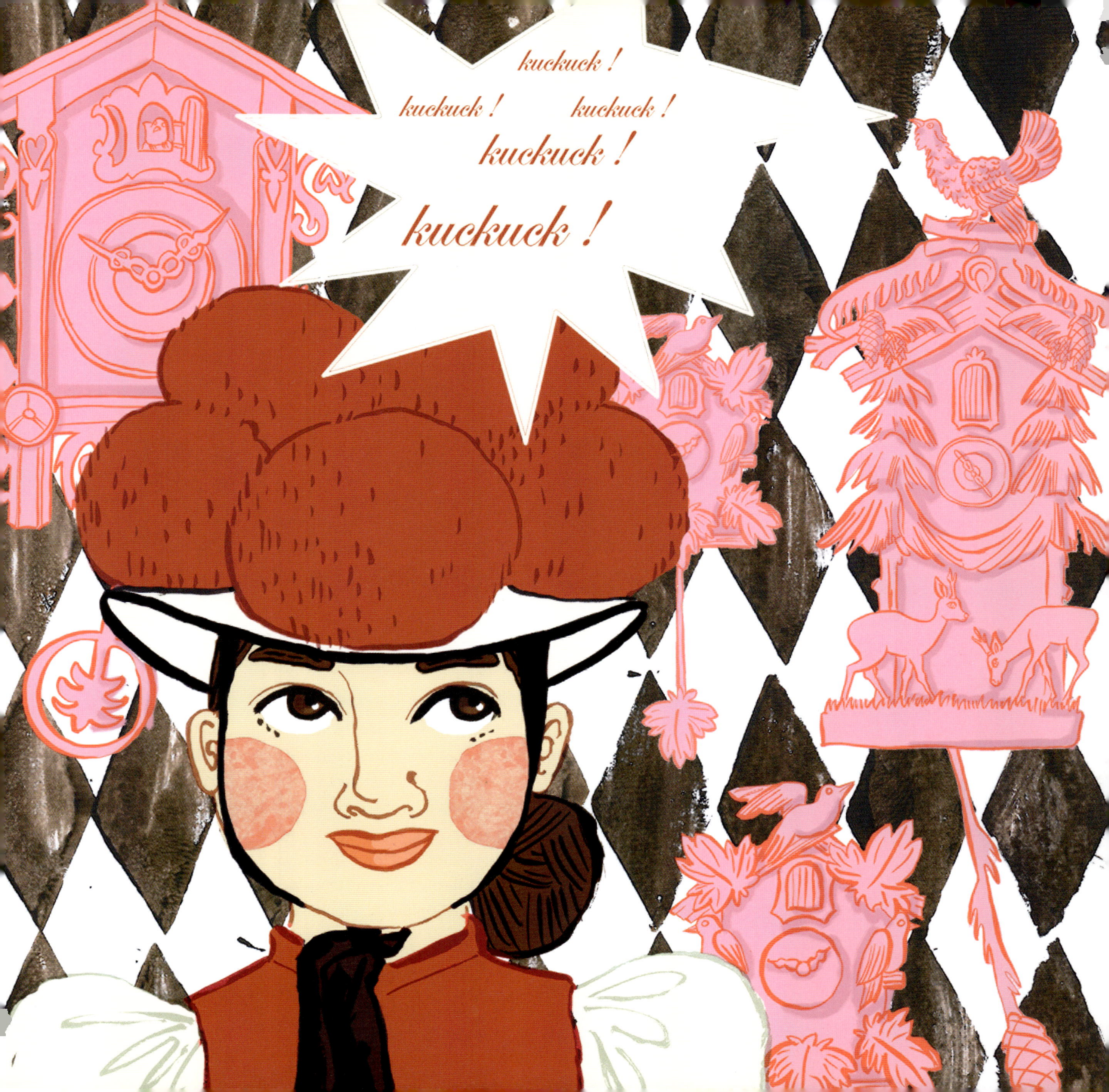
kuckuck !
kuckuck !
kuckuck !
kuckuck !
kuckuck !

Und so wird's gemacht:

Vorbereitung: Ihr Baby liegt auf dem Rücken, und Sie heben seine Beinchen an.

1./2. **Beugen und strecken:** Umfassen Sie die Unterschenkel Ihres Babys und führen mit den Zeigefingern außen leicht die Knie zusammen. Bringen Sie jetzt beide Knie gleichzeitig sanft bis an den Bauch. Dann wieder strecken. Insgesamt viermal wiederholen. Den Druck können Sie sachte intensivieren.

3./4. **Anwinkeln und strecken:** Winkeln Sie nur ein Bein an (rechts beginnend) und führen es sanft, aber bestimmt zur Bauchdecke. Strecken Sie gleichzeitig das andere Bein aus, sodass ein gleichmäßiger Rhythmus entsteht. Auch hier können Sie den Druck im Laufe der Wiederholungen (viermal jedes Bein) intensivieren. Ihr Baby wird Ihnen mitteilen, wann es ihm zu viel wird.

5. **Füße klatschen:** Zum Schluss werden die Fußsohlen ganz schnell aneinandergeführt, so, als wollten sie klatschen. Das macht den meisten Babys großen Spaß und unterstützt sie bei Koordination und Körperbewusstsein.

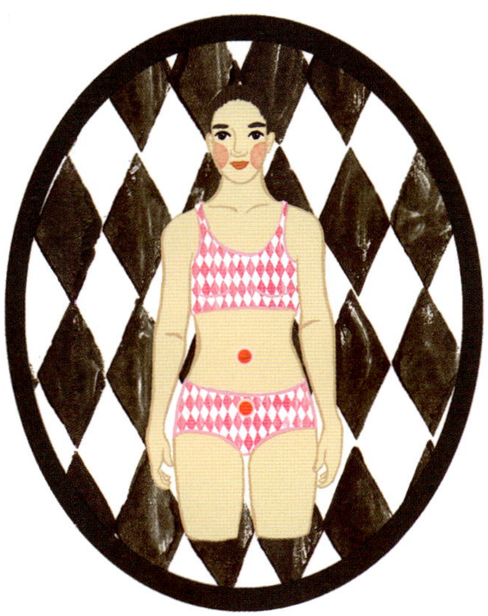

ZEIT FÜR MICH!

Eine Übung, um selbst in Schwung zu kommen, ist die folgende ayurvedische *Marmapunkt-Massage:* Stehen Sie aufrecht und bequem. Legen Sie dann Ihre rechte Hand auf die Brust und die linke auf den Unterbauch. Massieren Sie mit der linken Hand im Uhrzeigersinn sanft den Punkt *»Basti«*. Wichtig ist, dass Sie dabei tief ein- und ausatmen. Wiederholen Sie die Übung ca. achtmal und legen anschließend die Hand weiter auf den Bauchnabel. Massieren Sie ebenfalls mit der flachen linken Hand sanft kreisend den Punkt *»Nhabi«* mit dem Bauchnabel als Mittelpunkt. Auch hier die bewusste Atmung nicht vergessen.

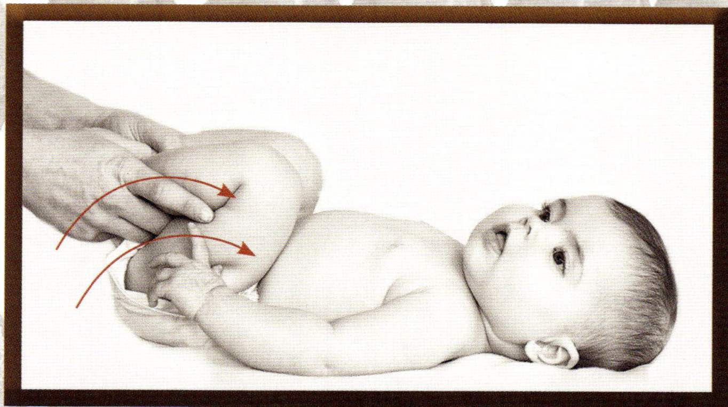

1. Beine beugen

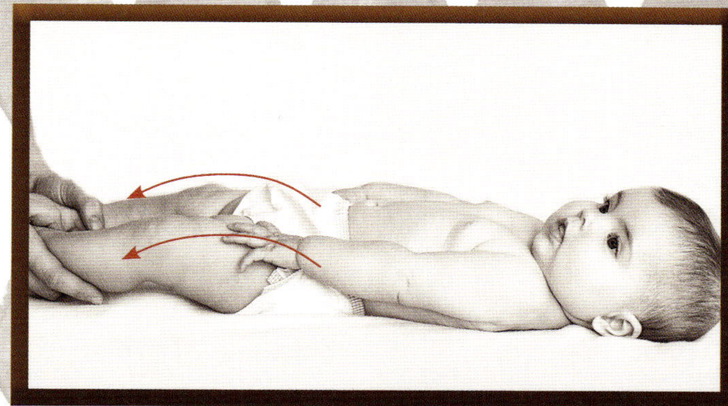

2. Beine strecken

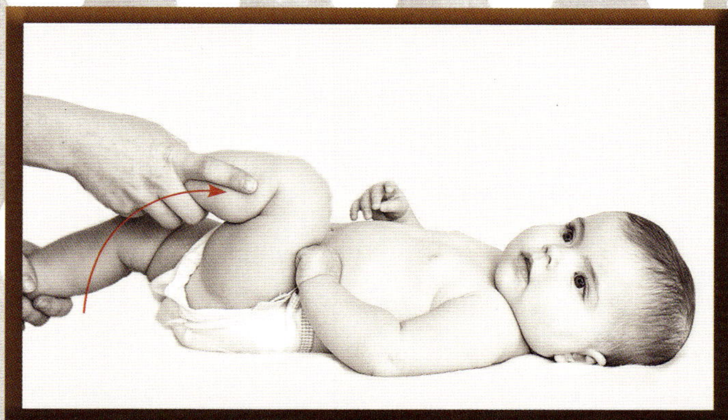

3. Bein anwinkeln

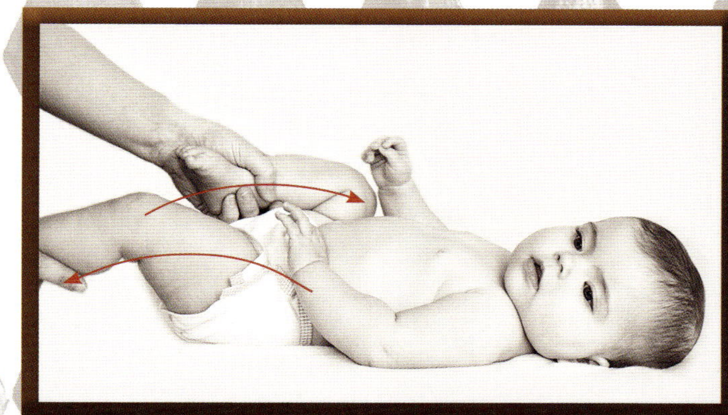

4. Bein strecken

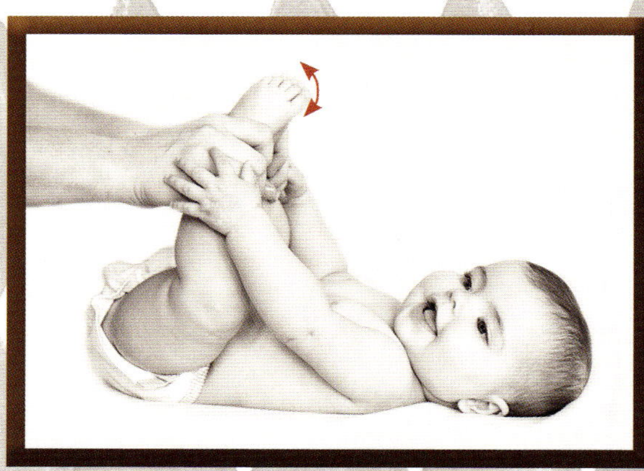

5. Füße klatschen

Erdung Füße

Diese vorletzte Übung hilft Ihrem Baby nochmals, seine **Energiereserven aufzufüllen** sowie das WellKin-Morgenprogramm gedanklich **einzurahmen** und abzuschließen.

ZEIT FÜR MICH!

Wäre es nicht manchmal toll, wenn eine Fee käme und Ihnen sagen würde, dass Sie im lichten Schatten einer Kokospalme verweilen und dort einfach nur *schlafen* dürften? Auch wenn der Alltag den gewünschten Schlaf meist in weite Ferne rücken lässt, von der Insel träumen können Sie trotzdem. Atmen Sie tief durch, schließen Sie die Augen und genießen Sie den exotischen Kokosgeschmack unseres kräftigenden *Tropicana-Cocktails*! Kokosmilch mit wertvollem Eiweiß und ungesättigten Fetten stärkt dabei Ihre Nerven. Das Enzym »Papain« aus der Papaya unterstützt Ihre Verdauung, und die Banane gibt Kraft und liefert Mineralstoffe. Als Abrundung sorgt der hohe Vitamin-C-Gehalt der Orange für neue Energie.

Zutaten: 200 ml Kokosmilch und 1 EL Kokosflocken, 1 reife Papaya (ca. 700 g), 1 Banane, 150 ml Orangensaft, 1 Vanilleschote, 1 EL Honig und 4 Eiswürfel.

Zubereitung: Papaya schälen, halbieren und die schwarzen Samen mit einem Löffel entfernen. Fruchtfleisch flach auslegen und zusammen mit den Bananenstücken ca. 45 Minuten im Tiefkühlfach lagern. Das Vanillemark aus der Schote kratzen. Im Mixer die Eiswürfel zerstoßen. Zusammen mit den angefrorenen Früchten, Honig, Vanille, Kokosmilch und -flocken sowie Orangensaft etwa 2 Minuten pürieren.

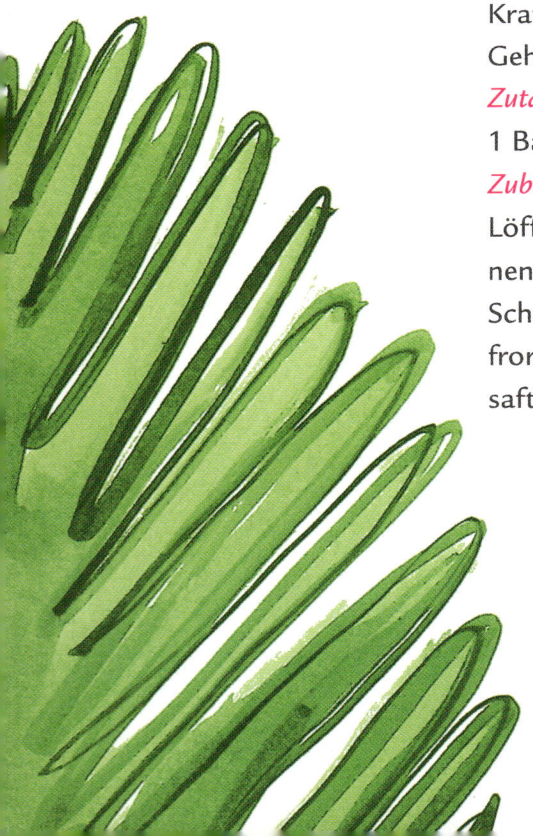

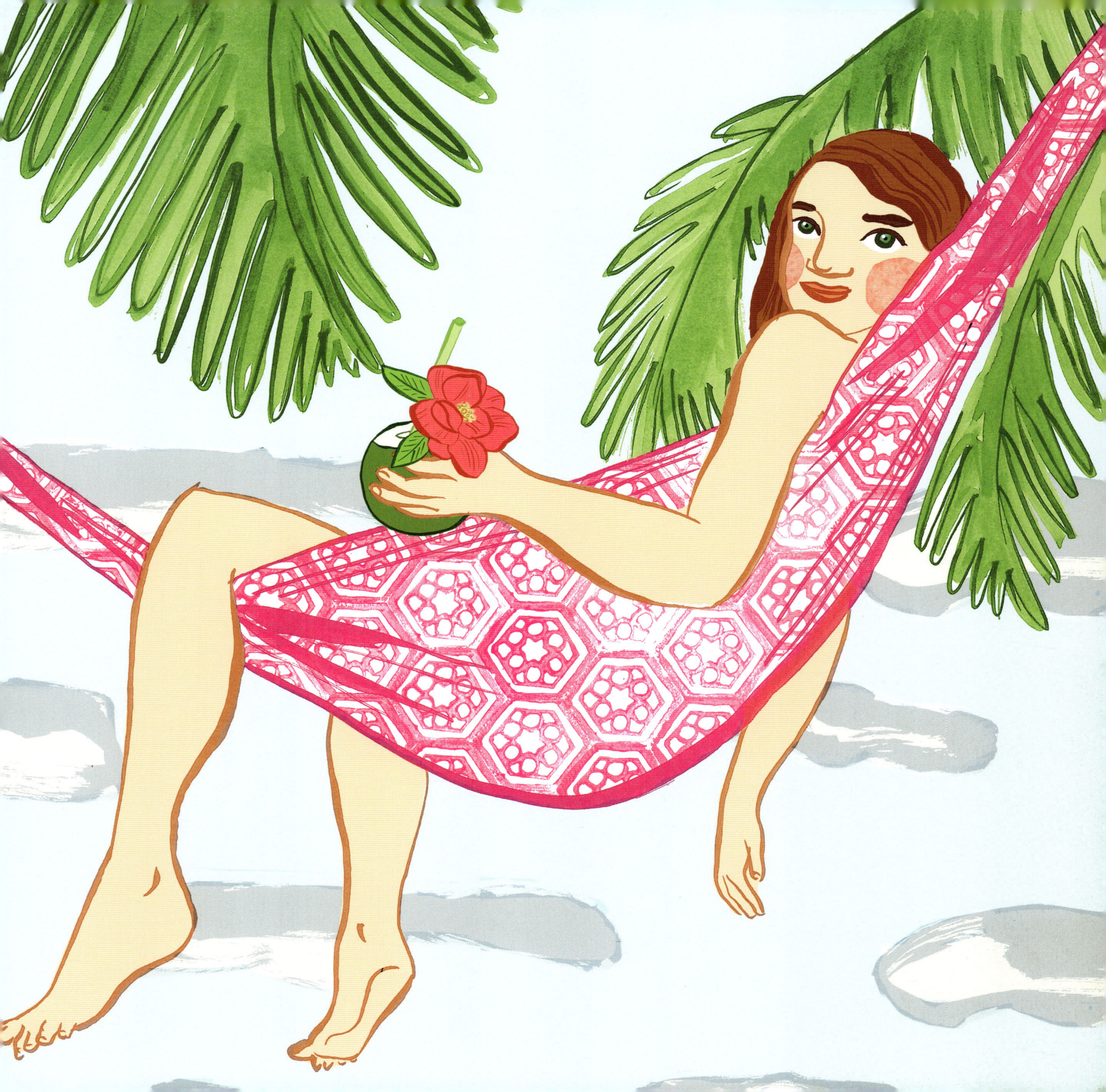

Und so wird's gemacht:

Wie bei der Hand, so gibt es auch auf der Fußsohle einen zentralen Energiepunkt. Er aktiviert die Selbstheilungskräfte, dient der allgemeinen Entspannung und besitzt deshalb in den verschiedenen Massagetechniken weltweit einen hohen Stellenwert. In der indischen Heilkunst des Ayurveda wird dieser Marmapunkt beispielsweise »*Talahridaya*« genannt – Herz des Fußes (siehe Seite 121). Es heißt, dass durch seine Stimulation »*Prana*«, die heilende Energie, besser fließen kann, was den Geist belebt und klärt sowie den Körper beruhigt und zentriert.

Aufgrund der vielseitig stärkenden Eigenschaften eignet sich die »Erdung Füße« sowohl für den aufmunternden Morgenteil wie auch für den beruhigenden Abendteil des WellKin-Programmes. Der Massagegriff ist einfach und schnell umzusetzen, sodass Sie ihn darüber hinaus auch nach jedem Wickeln anwenden können.

Füße halten: Legen Sie jeweils einen Daumen auf die beiden Fußsohlen Ihres Kindes, und halten Sie diese unter sanftem Druck etwa zwei Minuten. Atmen Sie tief ein, und verstärken Sie dabei den Druck etwas. Beim Ausatmen verringern Sie ihn wiederum sanft. Schließen Sie ruhig die Augen, und genießen Sie den Kontakt zu Ihrem Baby.

TIPPS UND TRICKS

Verdecken Sie zum Abschluss der Übung mit den Füßchen Ihre beiden Augen und nehmen Sie sie mit einem verdutzten »Kuckuck« wieder weg. Auch das Anpusten oder simulierte »Füße-Essen« stehen in der Baby-Beliebtheitsskala meist ganz oben.

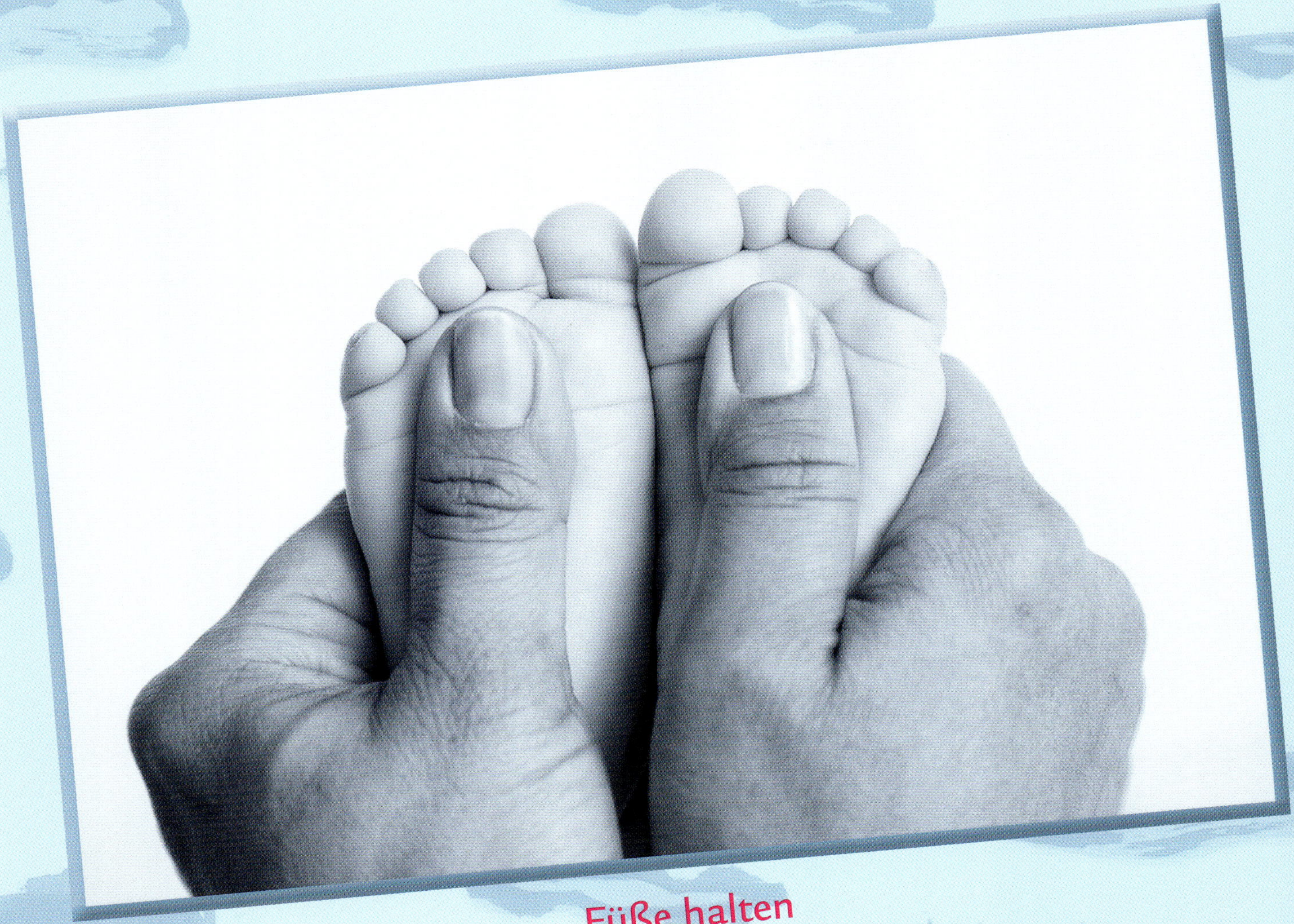

Füße halten

Anziehen

Haben Sie sich auch schon mal darüber gewundert, wie viel Kraft und Einfallsreichtum Ihr Baby aufbringen kann, wenn es nicht angezogen werden möchte? Oftmals endet der Versuch in heftigen Protesten – meist natürlich genau dann, wenn es eigentlich besonders schnell gehen sollte. Wie kommt Ruhe in diese hektische Situation?

- ✓ Versuchen Sie, die Welt mit den Augen Ihres Babys zu sehen. Wie würden Sie sich fühlen, wenn Sie gerade wohlig daliegen und jemand möchte Sie aus dieser schönen Situation herausreißen?

- ✓ Sprechen Sie ruhig und machen Sie bewusste und betont langsame Bewegungen. Selbst wenn Sie ein paar Anläufe benötigen, um den Body über das Köpfchen zu ziehen – mit Hektik wird es nicht besser!

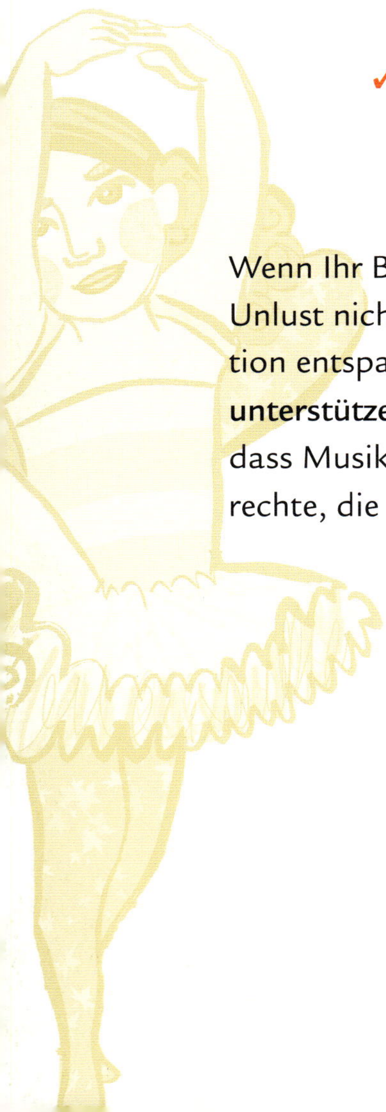

Wenn Ihr Baby heute trotzdem partout nicht angezogen werden möchte, können Sie ihm zwar die Unlust nicht wegzaubern, aber das Anziehen mit einem lustigen Lied verbinden. Das kann die Situation entspannen und Ihr Baby ablenken. Ganz nebenbei **fördern Sie sein Sprachverständnis** und **unterstützen die geistige Entwicklung**. Verschiedene neurophysiologische Studien haben bewiesen, dass Musik beide Hälften des Gehirns anregt: sowohl die linke, eher logisch-abstrakte, als auch die rechte, die Klänge und Gefühle verarbeitet.

TIPPS UND TRICKS

Verkehrte Welt! Die Strumpfhose auf dem Kopf von Mama oder Papa? Sobald Ihr Baby erkennt, zu was die Sachen eigentlich zu gebrauchen sind, wird es schallend lachen, wenn sie »zweckentfremdet« werden. Und für die ganz Kleinen sieht es einfach lustig aus.

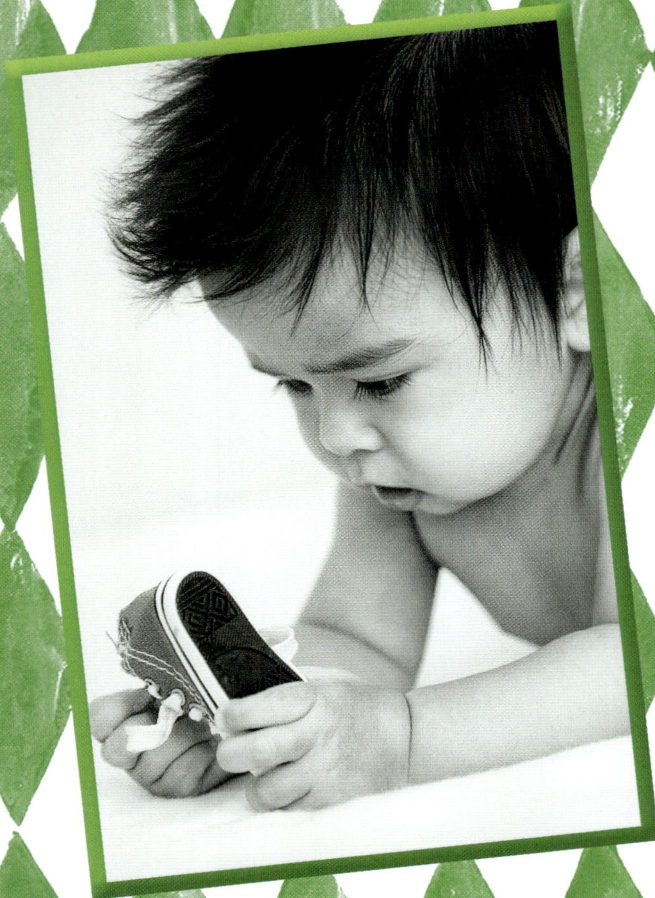

Grün, grün, grün
sind alle meine
Kleider

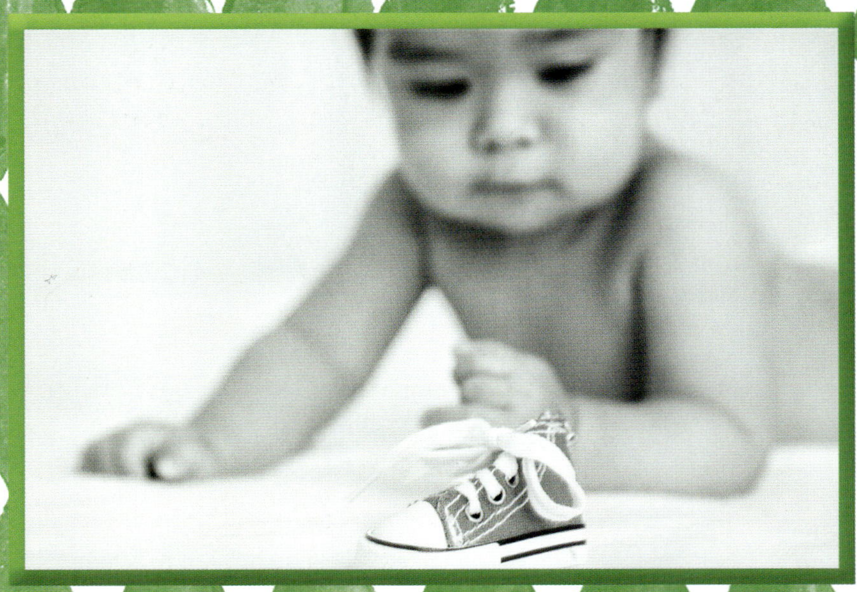

Und so wird's gemacht:

Zeigen Sie Ihrem Baby beim Anziehen jedes Kleidungsstück. Erklären Sie ihm, wozu es dient und welchen Nutzen es hat. Oder beschreiben Sie es mit dem Lied »Grün, grün, grün sind alle meine Kleider«. Je intensiver Sie Ihr Baby einbinden, desto bereitwilliger wird es sich von Ihnen anziehen lassen. Sie haben das alles schon probiert? Kann sein, aber: »Rom wurde auch nicht an einem Tag erbaut!«

Grün, grün, grün sind alle meine Kleider

(Volkslied aus Pommern)

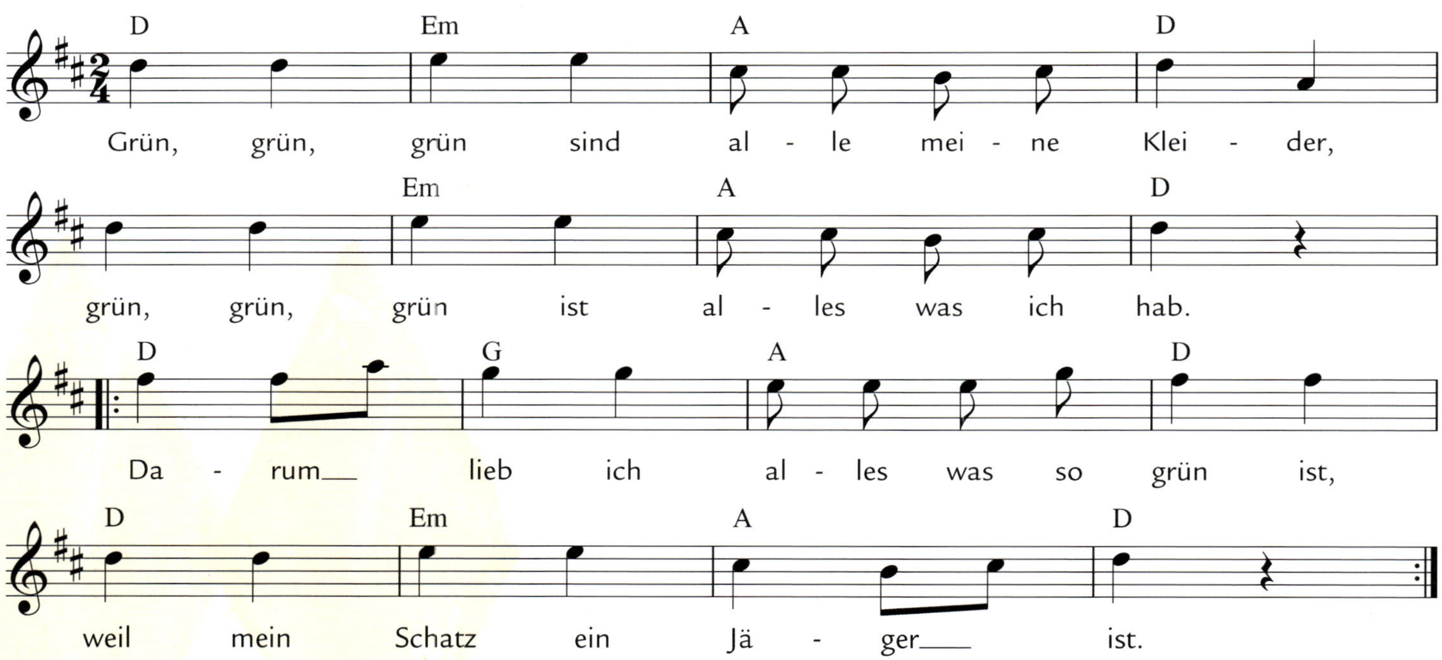

2. Weiß – Bäcker
3. Gelb – Postmann
4. Blau – Seemann
5. Rot – Reiter
6. Bunt – Maler

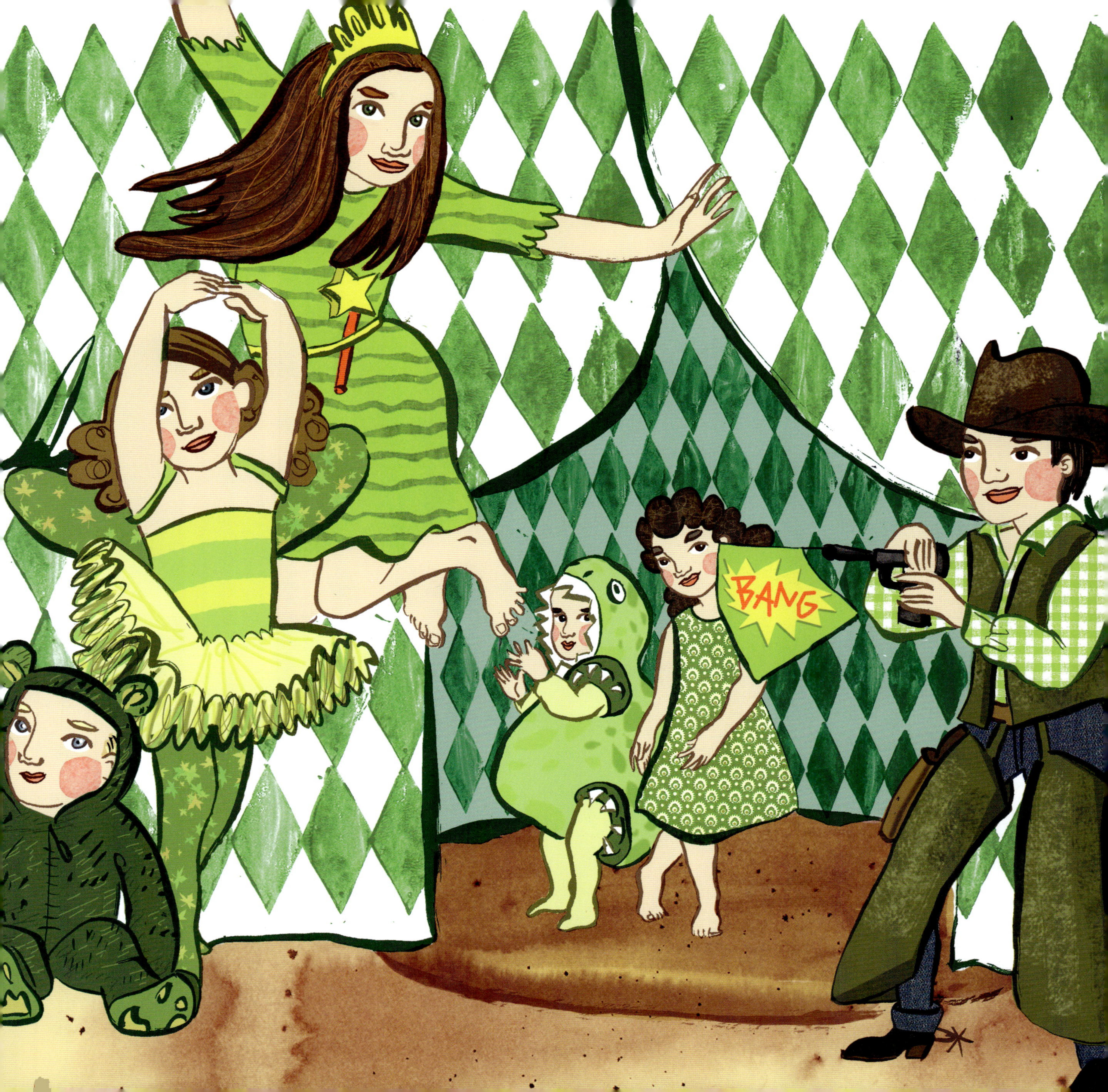
BANG

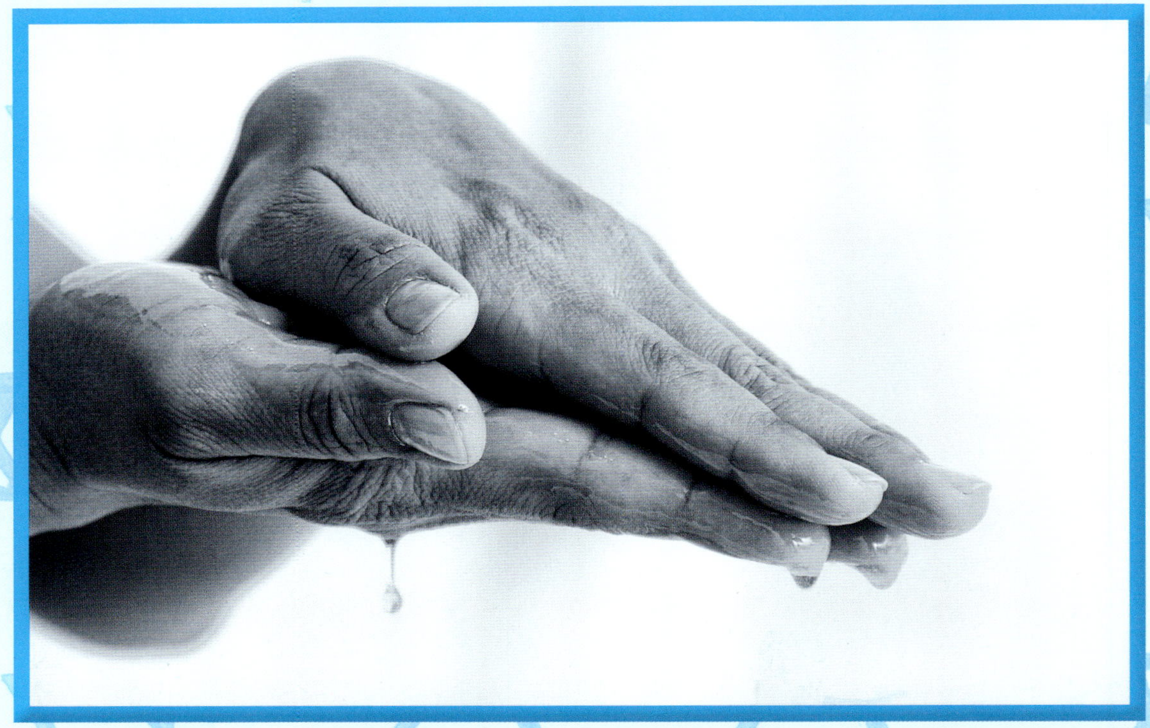

WellKin-Abend-programm

Zu Beginn

Als mein Sohn zwei Jahre alt war, baute er eine gefühlte Ewigkeit einen Turm mit Bauklötzen. Dann warf er ihn plötzlich um und begann aufs Neue. Dabei hätte ich das Kunstwerk am liebsten auch am nächsten Tag noch bewundert. Im Buddhismus gibt es eine Tradition, die mich sehr an diese Situation erinnert. Die Mönche legen aus Tausenden an kleinen, farbigen Sandkörnern kunstvoll schillernde Werke auf den Boden (Sand-Mandalas). Diese liebevolle Detailarbeit kann mehrere Wochen dauern. Direkt nach der Fertigstellung werden die Kunstwerke im Rahmen einer großen Feier gänzlich zerstört. Dies soll die Vergänglichkeit zum Ausdruck bringen und die Bedeutung des eigentlichen Tuns (»der Weg ist das Ziel«) hervorheben.

»Bei WellKin habe ich mit meiner Tochter jeden Tag die gleichen Übungen gemacht. Uns ist es dabei nie langweilig geworden. Schließlich ist man jeden Tag anders gelaunt, und das zeigt sich auch während der einzelnen Übungen«, so eine Mutter von drei Kindern. Die Baby- und Kleinkindzeit ist im gesamten Leben die Zeit des schnellsten Wachstums. Ob körperlich, geistig oder emotional, täglich sind Baby und Eltern großen Veränderungen ausgesetzt. In dieser Zeit des kontinuierlichen Wandels ist es wichtig, dem Baby eine solide Basis zu geben, von der aus es mit Veränderungen umgehen kann. Je sicherer es sich fühlt, desto leichter kann es auch mit Neuem umgehen.

Babys leben im »Hier, Jetzt und Heute«. Wenn sie etwas machen, dann genießen sie es mit allen Sinnen. Sie tun nichts halbherzig. Jeder Tag ist neu und anders. Und jeder WellKin-Tag ist es auch. Sehen Sie das WellKin-Programm wie einen Leitfaden, und lassen Sie Ihr Baby täglich bei den Übungen mitbestimmen und mitwirken. Es geht nicht darum, das Programm von A bis Z komplett durchzuziehen und abzuhaken, sondern darum, dass Sie beide – Ihr Baby und Sie selbst – Spaß dabei haben. Natürlich wird es Tage geben, an denen Sie nur eine Übung schaffen oder gar nicht zu WellKin kommen. Stressen Sie sich bloß nicht, das ist vollkommen in Ordnung. Aber versuchen Sie dranzubleiben. Lassen Sie sich von Ihrem Baby inspirieren.

Die erste Übung des Abendprogramms dient dazu, mit Ihrem Baby **in Kontakt zu kommen** und einen **gemeinsamen Einstieg** zu finden. Dabei kann Ihnen das Fingerspiel »Wie ein Fähnchen auf dem Turme« (siehe Seite 82) behilflich sein.

TIPPS UND TRICKS

Babys lieben es, sich an Mama oder an Papa zu schmiegen. Am schönsten und intensivsten ist es, wenn man sie sich nackt auf den Bauch legt. Kuscheln Sie sich mit Ihrem Baby unter die Bettdecke und genießen Sie seine Nähe. Spüren Sie auf Ihrer Haut, wie sanft sich seine oder ihre Haut anfühlt, und freuen Sie sich daran, wie es sich an Sie kuschelt. Am besten Sie legen ein Moltontuch oder eine Decke unter. So ersparen Sie sich etwaige Reinigungsaktionen, falls Ihr Baby »Pipi« machen muss.

Und so wird's gemacht:

Vorbereitung: Ihr Baby liegt auf dem Rücken. Ziehen Sie es aus. Wenn Sie das Gefühl haben, dass es noch nicht ganz bei Ihnen ist, kann das Fingerspiel helfen. Danach reinigen Sie den Babypo und waschen Ihre eigenen Hände.

Fähnchen drehen: Stellen Sie sich vor, dass Ihre Hände zwei Fähnchen sind, die sich im Wind bewegen. Dazu singen Sie die Fähnchen-Melodie oder sprechen den Liedtext dazu.

Wie ein Fähnchen auf dem Turme

(überliefert)

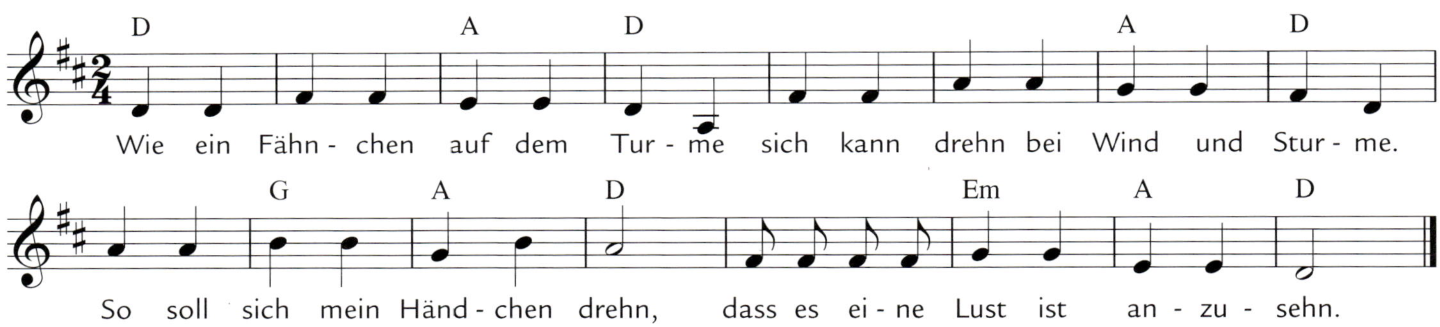
D A D A D
Wie ein Fähn - chen auf dem Tur - me sich kann drehn bei Wind und Stur - me.
G A D Em A D
So soll sich mein Händ - chen drehn, dass es ei - ne Lust ist an - zu - sehn.

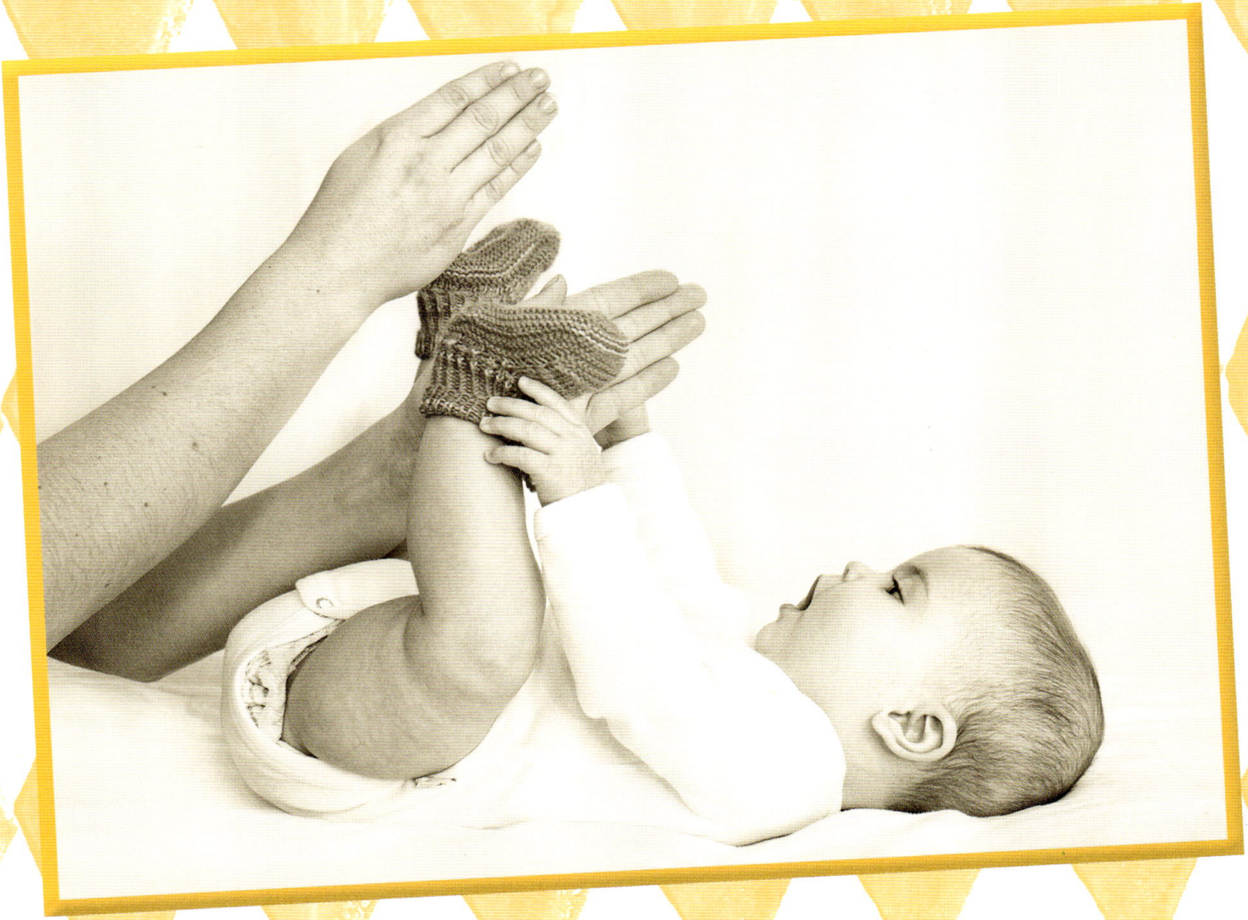

Fähnchen drehen

Solange Kinder klein sind,
gib ihnen tiefe Wurzeln.
Wenn sie älter geworden sind,
gib ihnen Flügel.

Altindisches Sprichwort

Erdung Beine

»In unserer Gesellschaft werden wir nur darauf gedrillt, permanent aktiv zu sein. Nichtstun gilt als Faulheit und wird nicht besonders geschätzt. Aber je mehr wir tun, umso geschäftiger sind wir und umso weniger aufmerksam sind wir in Wirklichkeit.« *Magda Gerber*

Im Laufe des Lebens sammeln wir unzählige Erfahrungen. Dabei ist es ganz natürlich, dass wir irgendwann eine Tendenz entwickeln, nur das zu sehen, was wir sehen wollen, und nicht das, was tatsächlich vorherrscht. Wir neigen dazu, immer subjektiver zu werden, und verpassen damit die Gelegenheit, andere Menschen oder Dinge so wahrzunehmen, wie sie sind, und nicht so, wie wir sie gerne hätten.

Betrachten Sie es als Chance, bei WellKin mit Ihrem Baby täglich Achtsamkeit zu trainieren. Das wird Ihnen nicht nur im Umgang mit Ihrem Kind weiterhelfen, sondern auch mit Erwachsenen. Jeder Mensch hat es schließlich gern, wenn man ihm aufmerksam zuhört und ihm somit zeigt, dass er einem wichtig ist!

Die Übung »Erdung Beine« hilft Ihnen dabei, **zur Ruhe zu kommen** und sich auf Ihr Baby zu **konzentrieren**. Versuchen Sie, jede Regung Ihres kleinen Lieblings aufmerksam zu verfolgen, und lernen Sie seine Zeichen zu verstehen. Das Lied »Backe, backe Kuchen« ergänzt sich dabei hervorragend mit den einzelnen Entspannungsübungen. Probieren Sie, es so oft wie möglich zu singen, denn so schulen Sie gleichzeitig Gedächtnis und Auffassungsgabe Ihres Babys.

Backe, backe Kuchen

(überliefert)

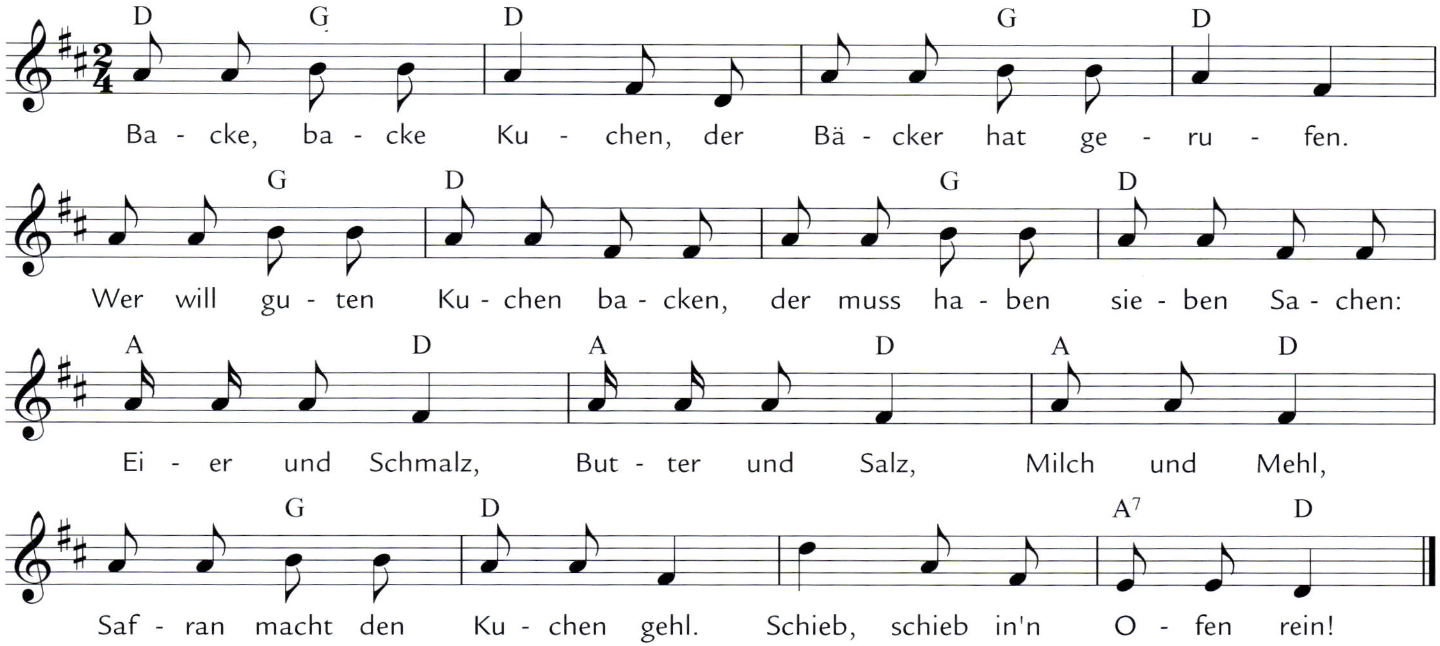
Ba - cke, ba - cke Ku - chen, der Bä - cker hat ge - ru - fen.
Wer will gu - ten Ku - chen ba - cken, der muss ha - ben sie - ben Sa - chen:
Ei - er und Schmalz, But - ter und Salz, Milch und Mehl,
Saf - ran macht den Ku - chen gehl. Schieb, schieb in'n O - fen rein!

TIPPS UND TRICKS

Wenn Sie zwischendrin mal eine Verschnaufpause brauchen oder Ihr Baby unaufmerksam wird, hilft Ihnen der Erdungsgriff *»Pranidhan«* weiter, den Sie bereits aus dem Morgenprogramm (siehe Seite 22) kennen: Legen Sie Ihre Hände sanft und flächig auf Ihr Baby auf. Es eignen sich dafür Brust, Po, Rücken, Schultern oder, wie in der nachfolgenden Übung, die Fußsohlen. »Pranidhan« dient dazu, zwischen den einzelnen Übungen eine Ruhephase herzustellen oder die vorherige Übung nachklingen zu lassen.

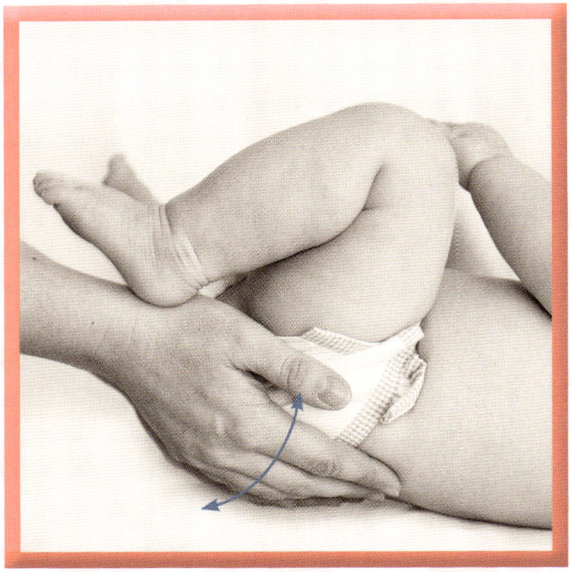

1. Po lockern

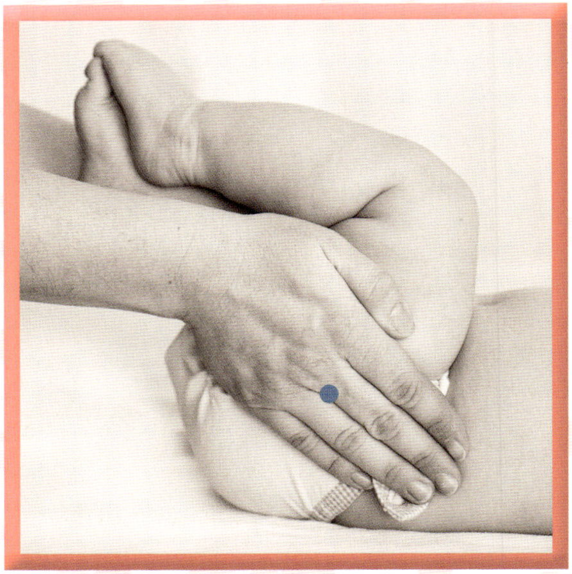

2. Po halten

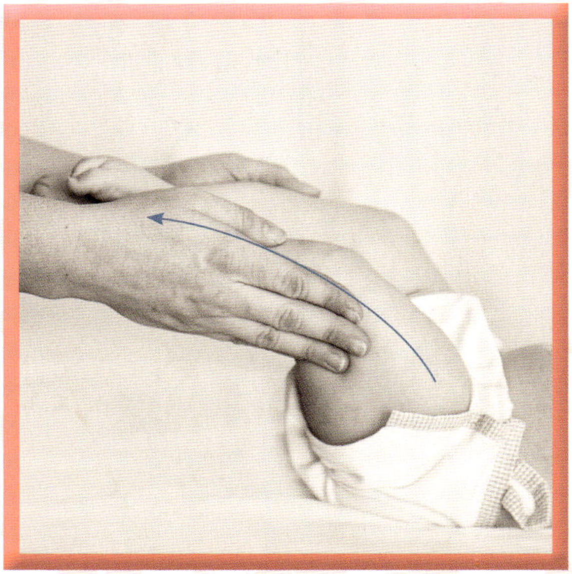

3. Beine ausstreichen

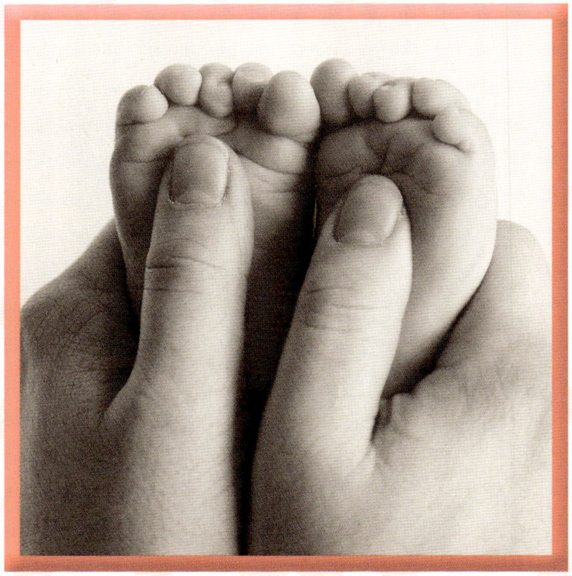

4. Füße halten
(»Pranidhan«)

Und so wird's gemacht:

Vorbereitung: Ihr Baby liegt auf dem Rücken. Kommen Sie zur Ruhe, atmen Sie tief in den Bauch ein und aus. Dann begrüßen Sie Ihr Baby mit einem freundlichen »Guten Abend« und seinem Namen.

1. **Po lockern:** Legen Sie Ihre Hände unter den Po Ihres Babys. Bewegen Sie sie gleichzeitig entweder nach oben und unten oder in Kreisen von links nach rechts. Das lockert die Gesäß- und Rückenmuskulatur und fühlt sich wunderbar an. Dazu singen Sie »Backe, backe Kuchen, der Bäcker hat gerufen«.

2. **Po halten:** Legen Sie Ihre Hände seitlich an den Babypo, und lassen Sie sie dort etwa ein bis zwei Minuten lang ruhen. Ihr Baby liegt mit dem Rücken komplett auf der Unterlage. Fühlen Sie die Wärme, die durch Ihre Hände fließt? Lassen Sie sie immer schwerer werden, und genießen Sie den intensiven Hautkontakt zu Ihrem Kind. Dazu passt die zweite Notenzeile des Liedes.

3. **Beine ausstreichen:** Streichen Sie nun die Außenseite des Beins vom Po bis zu den Füßen in einem festen und gleichmäßigen Rhythmus aus. Zu den einzelnen Streichbewegungen zählen Sie die Kuchenzutaten auf.

4. **Füße halten (»Pranidhan«):** Umfassen Sie beide Füße, und legen Sie die Daumen auf die Fußsohlen. Halten Sie einen Moment inne. Dann fahren Sie mit der nächsten Übung fort.

Gesicht cremen

Ihr Baby vollbringt mit seinem kleinen Körper täglich Höchstleistungen. So ist beispielsweise das Saugen (beim Trinken) sehr anstrengend für die Kiefergelenke, Schreien beansprucht die Stirnmuskulatur und das Zahnen die Kiefergelenke. Eine Marmapunkt-Massage vermag diese **Spannungen zu lösen**. Bei der folgenden Übung werden verschiedene dieser Vitalpunkte automatisch angesprochen (siehe Bild).

Viele Babys reagieren auf Berührungen im Gesicht anfänglich empfindsam. Gehen Sie daher behutsam vor und erklären Sie Ihrem Baby die einzelnen Schritte. Die Anzahl der Wiederholungen richtet sich ganz nach Ihrem Baby. Suchen Sie sich zu Anfang nur einen der Schritte aus. Sie können nach und nach weitere dazunehmen, wenn sich Ihr Baby an die Massage gewöhnt hat. Trippeln Sie vor Beginn mit den Fingerkuppen ganz leicht sein Gesicht. Die meisten Babys empfinden diesen »Trommelregen« als sehr angenehm. Dazu passt folgender Reim.

Mausekätzchen, wo bleibst du?

(überliefert)

Mausekätzchen, wo bleibst du?
Mausekätzchen, was treibst du?
In unserem Häuschen sind schrecklich viele Mäuschen.
Sie kribbeln und krabbeln, sie trippeln und trappeln
auf Tischen und Bänken, auf Stühlen und Schränken.
Sie stehlen und naschen ...
und will man sie haschen –
husch – sind sie weg!

Marmapunkte im Gesicht

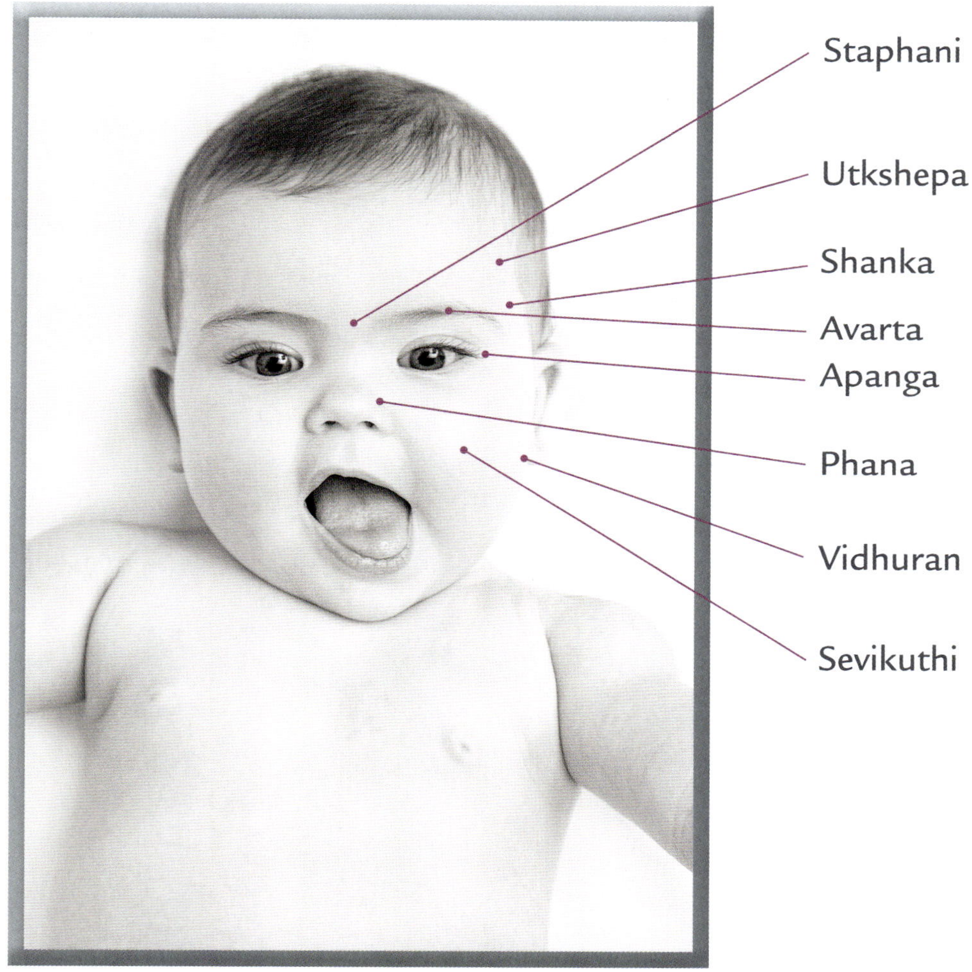

TIPPS UND TRICKS

Wussten Sie eigentlich schon, dass unsere Augen immer feucht gehalten werden müssen, damit sie nicht austrocknen? Tagsüber verteilen sich daher automatisch per Lidschlag drei verschiedene Flüssigkeiten auf dem Auge. Nachts, wenn wir schlafen, bleiben die Augen geschlossen, und die Reste dieser Flüssigkeit verbleiben als kleine Körner, dem Schlafsand.

Und so wird's gemacht:

Jeden dieser Schritte etwa dreimal wiederholen.

1. **Augenlid ausstreichen (ohne Massageöl):** Am äußeren Ende des Augenwinkels (»Apanga«) beginnen und vorsichtig mit dem rechten Zeigefinger von außen nach innen über das Augenlid streichen. Die Bewegung entlang der Nasenwurzel abwärts bis zum Mundwinkel fortsetzen. Zur anderen Seite wechseln.

2. **Mund ausstreichen:** Etwas Massageöl in Ihren Händen verreiben. Anschließend beide Daumen auf die Mitte zwischen Oberlippe und die Nase legen. Von dort dreimal nach außen ausstreichen. Legen Sie nun beide Daumen auf die Mitte zwischen Unterlippe und Kinn, und verfahren Sie in gleicher Weise.

3. **Kiefergelenk umkreisen:** Gehen Sie direkt von den Lippen weiter zu den Wangen. Kreisen Sie mit den Fingerkuppen über die Kiefergelenke. Zuerst auf der Stelle, dann in einer wachsenden Spirale. Anschließend den rechten Zeigefinger zwischen die Augenbrauen legen. Die linke Hand ruht seitlich an den Schläfen.

4. **Augenbrauen und Stirn ausstreichen:** Bewegen Sie den rechten Zeigefinger sanft kreisend auf der Stelle zwischen den Augenbrauen (»Staphanie«). Jetzt nehmen Sie Ihre linke Hand hinzu und streichen mit beiden Fingerkuppen gleichzeitig mehrmals die Augenbrauen aus (von der Mitte nach außen). Ebenso verfahren Sie mit der Stirn. Lassen Sie die Bewegung schließlich in einer Spirale an beiden Schläfen enden.

5. **Ohr und Kinn verwöhnen:** Streichen Sie mit beiden Fingerspitzen von den Schläfen entlang zu den Ohrmuscheln. Den Zeigefinger behalten Sie vor und den Mittelfinger hinter dem Ohr (in der Falte). Vom Ohrläppchen aus seitlich am Hals entlang weiterstreichen.

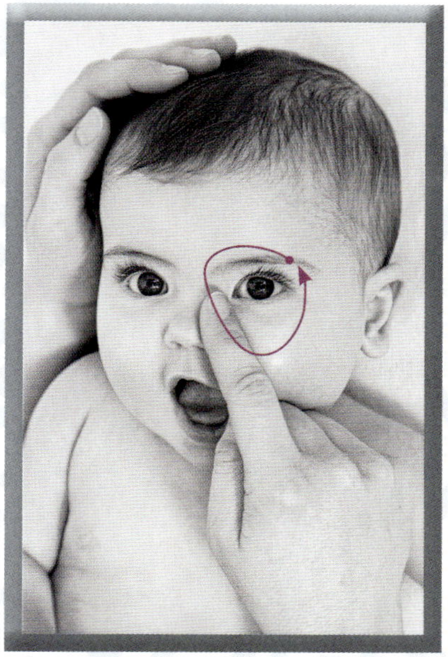

1. Augenlid ausstreichen

Mit etwas Übung können Sie diesen Schritt auch nach rechts und links gleichzeitig durchführen.

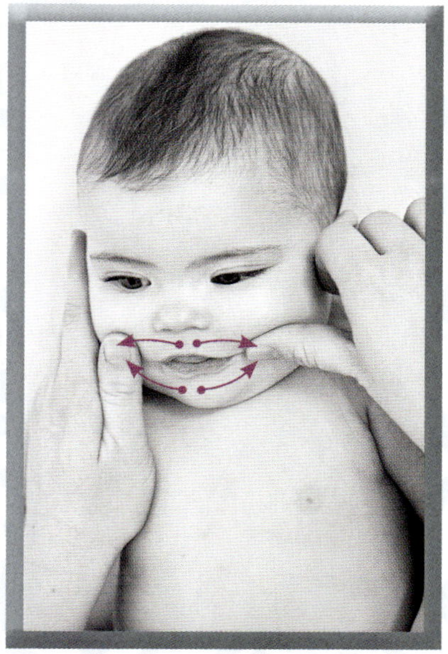

2. Mund ausstreichen

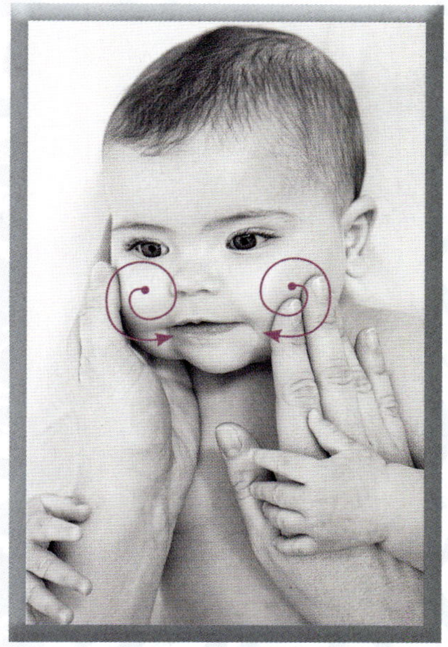

3. Kiefergelenk umkreisen

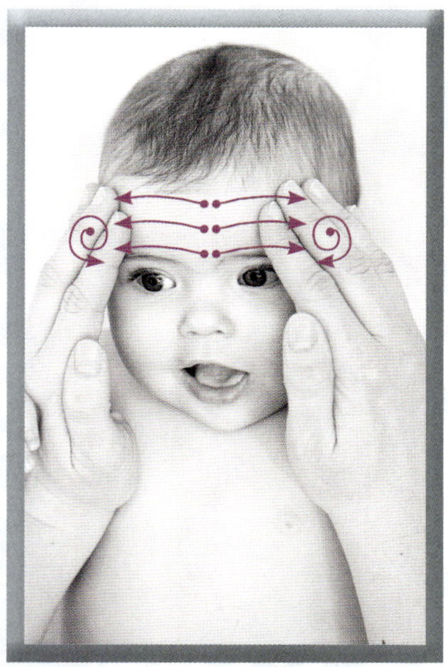

4. Augenbrauen und Stirn ausstreichen

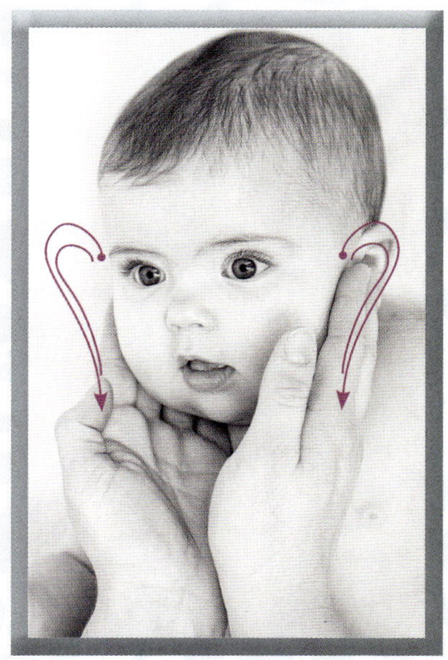

5. Ohr und Kinn verwöhnen

4

Gymnastik »Frosch«

Diese Übung **lockert** die **Gesäß-, Rücken- und Beinmuskulatur** und verbreitet **gute Laune**. Außerdem unterstützt eine **Fußgymnastik** die Beweglichkeit der Füße sowie die Ausbildung des Fußgewölbes.[6] Der Klassiker »My bonnie is over the ocean« rundet perfekt den Rhythmus der Gymnastikbewegungen ab.

My bonnie is over the ocean

(traditionell aus Schottland)

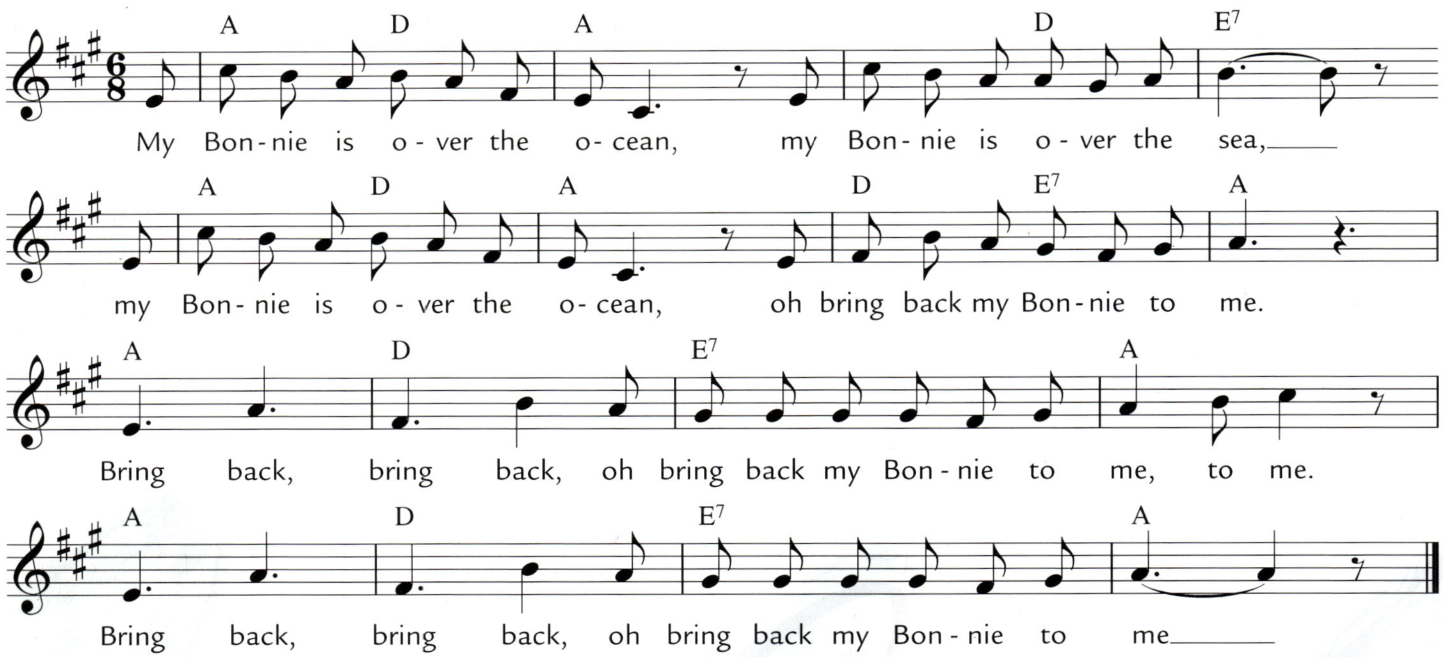

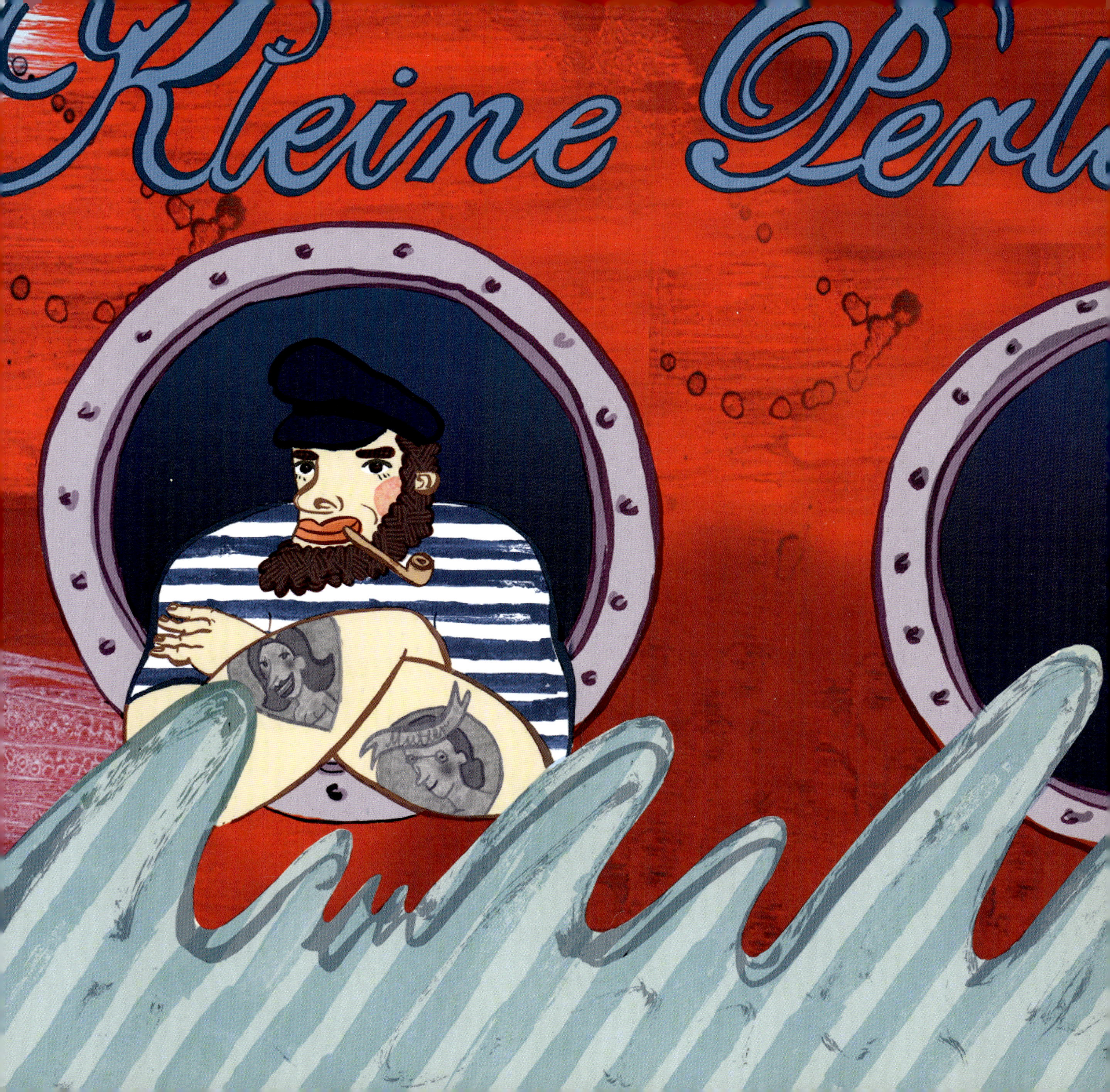
Kleine Perl

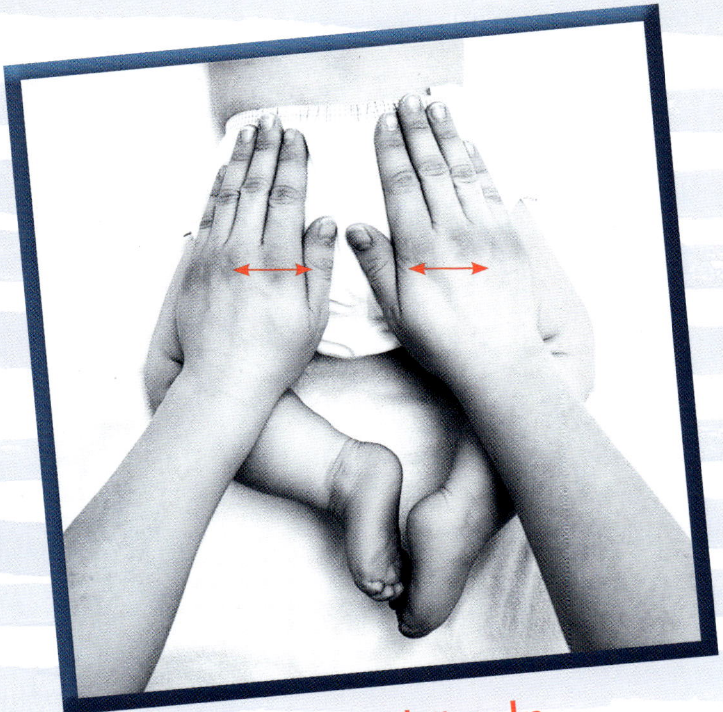

1. Po schütteln

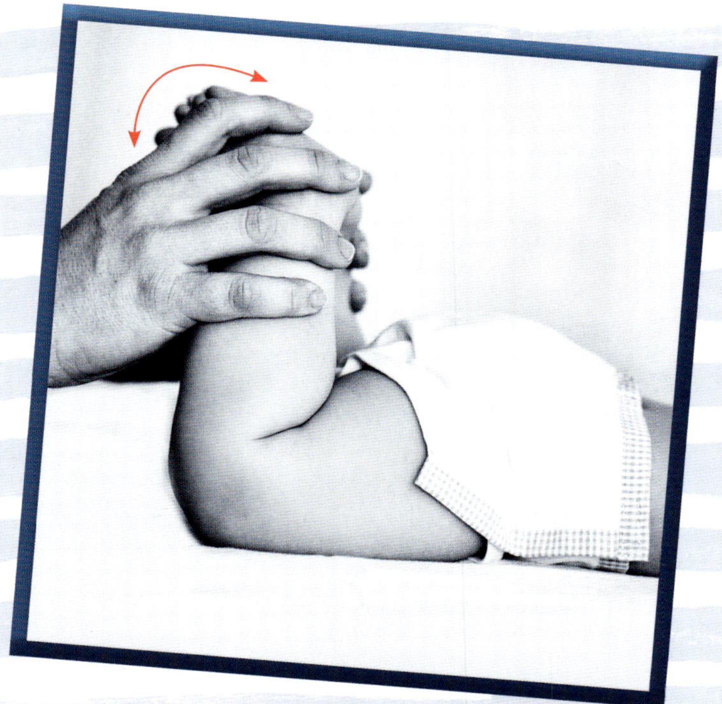

2. Füße klatschen

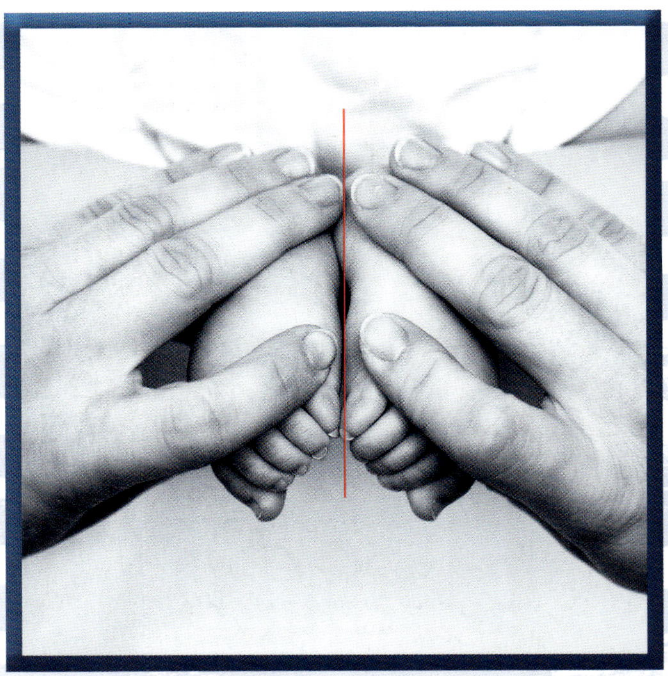

3. Fußkanten berühren

Und so wird's gemacht:

Vorbereitung: Ihr Baby liegt bäuchlings ausgestreckt vor Ihnen. Geben Sie Massageöl in Ihre Hände.

1. **Po schütteln:** Legen Sie Ihre Hand auf den Po Ihres Babys. Dann schütteln und wiegen Sie den Po sanft hin und her.
2. **Füße klatschen:** Becken und Oberschenkel liegen auf der Unterlage. Die Oberschenkel sind gespreizt, die Knie liegen weit auseinander (wie bei einem Fröschchen). Jetzt beugen Sie die Unterschenkel sachte nach oben. Klatschen Sie die Fußsohlen aneinander.
3. **Fußkanten berühren:** Ausgangsposition wie zuvor, nur dass jetzt die Fußaußenkanten aneinandergeklatscht werden. Ihre Mittelfinger kommen dazu an die Fersen. Ihre Zeigefinger an die kleinen Zehen, die Daumen an die Großzehenballen. Drehen Sie jetzt die Daumen so, als wollten Sie ein Marmeladenglas aufschrauben, und streichen Sie sanft die Großzehenballen auseinander. Die Füßchen liegen jetzt nur noch an den Außenkanten zusammen. Erneut sanft aneinanderklatschen, dann lösen. Nun hat das Fröschchen wieder Pause.

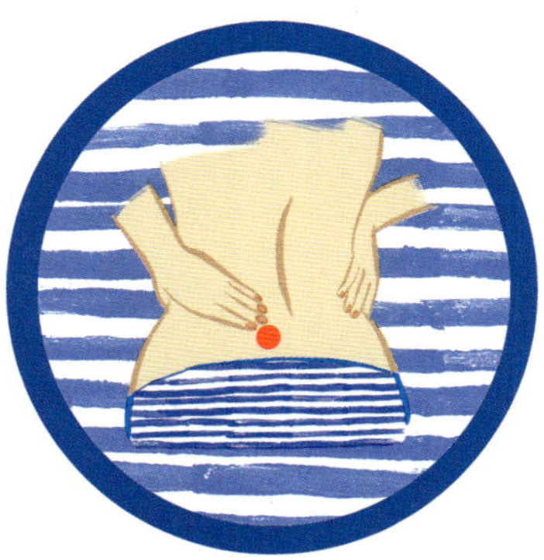

ZEIT FÜR MICH!

Wenn Sie sich erschöpft fühlen, stemmen Sie Ihre Hände in die Hüften, sodass der Daumen direkt auf dem Hüftknochen liegt und nach vorne Richtung Bauch zeigt. Die anderen Finger legen Sie auf den unteren Rücken. Halten Sie sie etwa drei Minuten lang. Fühlen Sie die Wärme, die durch die Finger strömt. Ein Wanderer macht diese Bewegung oft instinktiv, um neue Energie zu tanken. Mit dieser Jin Shin Jyutsu-Übung stimulieren Sie den Jin Shin Jyutsu Punkt »*SE2*«, der mentale Spannung lindern und neue Lebenskraft vermitteln soll.

Rücken cremen

Rückenmark und Gehirn gehören zum Zentralen Nervensystem (ZNS). Man kann sich dieses wie eine Schaltzentrale vorstellen, die das Kommando über zahllose Nervenbahnen und -stränge hat und sämtliche Partien unseres Körpers miteinander verbindet. Eine Massage des Rückens beeinflusst das gesamte ZNS und wird meist als sehr wohltuend empfunden. Daher gehört sie überall auf der Welt zum Höhepunkt einer jeden Massageanwendung.

Gönnen Sie Ihrem Baby täglich diese **sinnliche Massage**. Je gleichmäßiger dabei der Rhythmus Ihrer Bewegungen, desto beruhigender und angenehmer wirken sie auf Ihr Baby. Befolgen Sie beide Übungsschritte ohne Unterbrechung zwischen den Abfolgen.

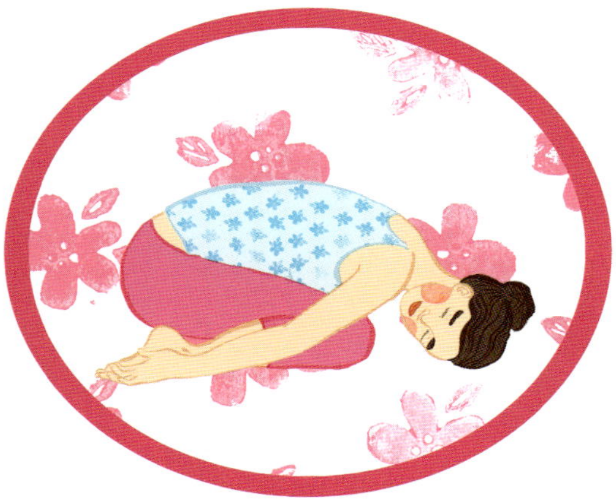

ZEIT FÜR MICH!

Setzen Sie sich auf die Fersen. Mit der Stirn den Boden berühren, den Rücken nach oben wölben. Die Arme sind dicht am Körper, seitlich neben den Fersen. Die Handinnenflächen zeigen nach oben. Atmen Sie entspannt ein und aus. Diese Yogaübung heißt »*Garbhasana*«, übersetzt »Stellung des Kindes«, weil sie an die Embryohaltung eines Babys in der Gebärmutter erinnert. Sie ist eine wohltuende Abwechslung beim einseitigen Tragen von Babyschale & Co., entspannt die gesamte Rückenmuskulatur sowie die Wirbelsäule. Außerdem vermittelt sie Geborgenheit, lässt neue Kraft schöpfen und die Atmung besser fließen.

Für ein ganzheitliches Sinneserlebnis können Sie das Lied »Guten Abend, gut' Nacht« singen. Viele alte Lieder stammen aus einer Zeit, in der es ganz andere Herausforderungen zu bewältigen gab als heute. Die klassische Großfamilie wohnte unter einem Dach und der Tod war kein Tabuthema. Daher auch der ursprüngliche Liedtext »wenn Gott will«. Ich finde allerdings, dass er mit einer gewissen Traurigkeit verbunden ist, und habe den Text daher umfunktioniert in »wann Gott will«. Sie können sich ja aussuchen, wie Sie es singen möchten. Übrigens sind mit dem Ausdruck »mit Näglein besteckt« in heutiger Sprache keine Nägel gemeint, sondern »Nelken«.

Guten Abend, gut' Nacht

(Volksliedtext, Melodie: Johannes Brahms, 1833–1897)

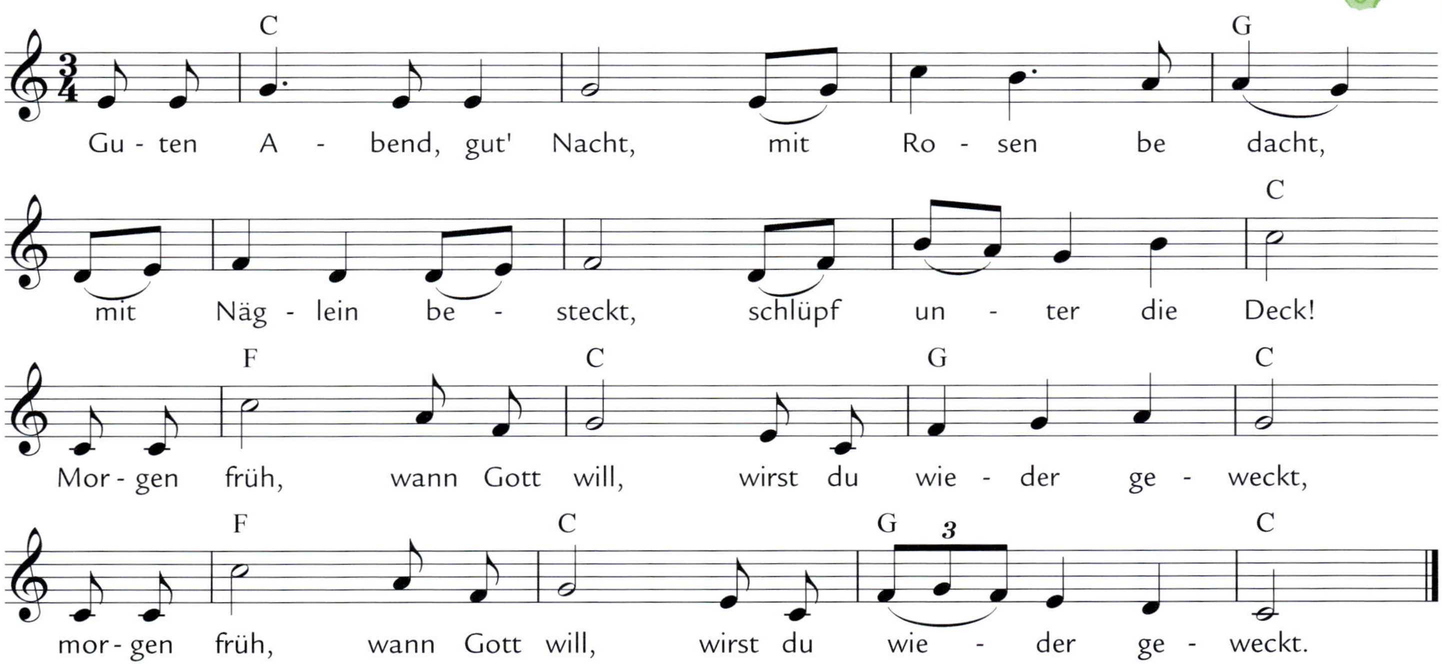

Und so wird's gemacht:

Vorbereitung: Ihr Baby liegt auf dem Bauch. Geben Sie in Ihre warmen Hände etwas Massageöl. Nun können Sie Ihr Baby wie folgt liebkosen:

1. **Diagonales Ausstreichen:** Legen Sie Ihre linke Hand schräg auf den Po des Babys. Die Fingerspitzen zeigen in Richtung Schultern. Mit der rechten Hand streichen Sie diagonal über den Rücken und zwar von der rechten Poseite hinauf bis zur linken Schulter und wieder zurück. Rechte und linke Hand wechseln sich rhythmisch ab. Sobald die eine Hand oben angekommen ist, startet die andere. Dazu passt die erste Strophe von »Guten Abend, gut' Nacht«.

2. **Abwärts streichen:** Lassen Sie Ihre linke Hand kurz auf dem Po ruhen. Die rechte legen Sie waagerecht auf die Schultern und streichen jetzt mit der ganzen Handfläche bis zur anderen Hand am Po hinunter. Wenn die eine Hand unten angekommen ist, startet die andere Hand von oben. Auch hier muss ein gleichmäßig ruhiger Rhythmus entstehen, ähnlich wie bei einem schaufelnden Wasserrad.

TIPPS UND TRICKS

Massierende Kreuzgriffe, wie bei Schritt 1 oder bei der Übung »Oberkörper cremen« (siehe Seite 112), regen die Zusammenarbeit der beiden Gehirnhälften an und unterstützen die Ausbildung von Synapsen (diese beeinflussen die motorische Entwicklung).

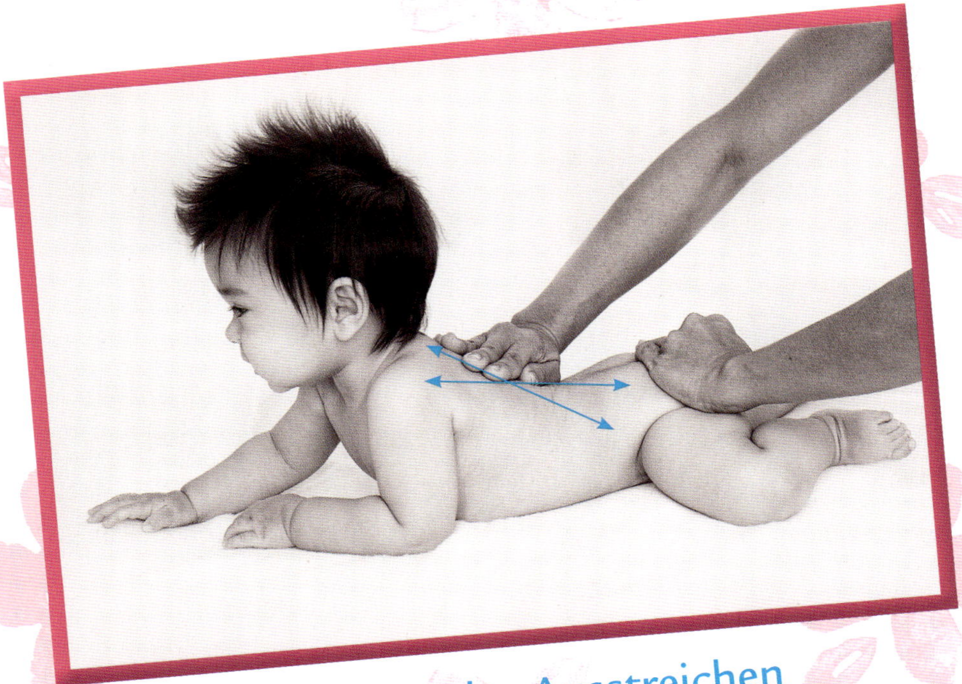

1. Diagonales Ausstreichen

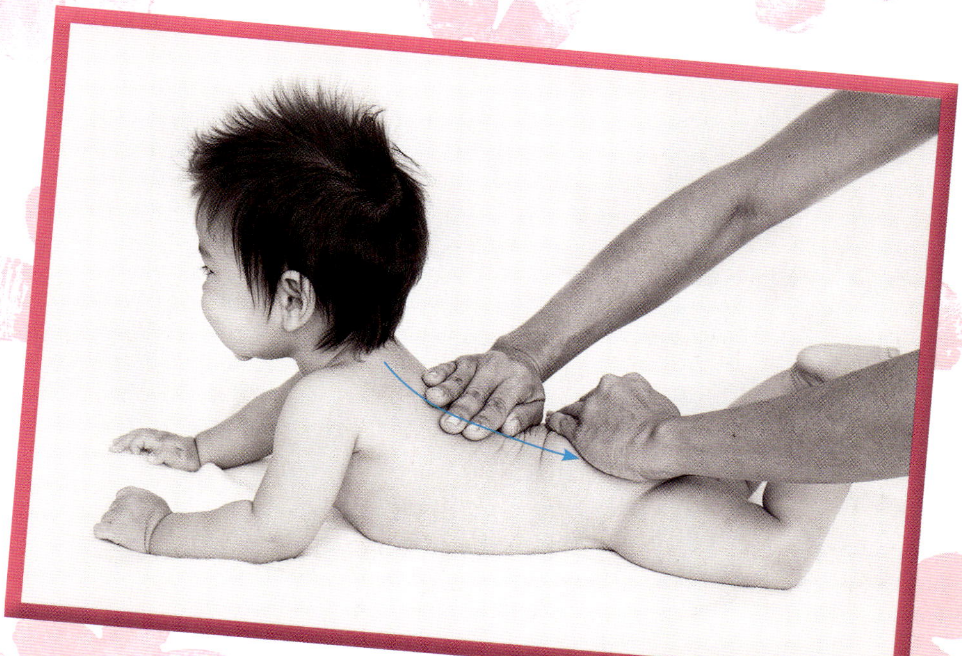

2. Abwärts streichen

Händchen cremen

Unsere Hände spielen eine bedeutende Rolle. Wir streichen einem Kind beruhigend über die Haare, um Trost zu spenden. Wir halten Hände, um Liebe und Geborgenheit zu schenken. Die japanische Shiatsu-Massage geht sogar so weit, jedem Finger eine bestimmte Körperfunktion und ein Körperorgan zuzuordnen. Eine komplette Handmassage **stärkt den gesamten Organismus und das Immunsystem.** In Japan wird die Massage der Babyhände gerne eingesetzt, um ein nervöses und quengliges Baby zu besänftigen. Daher auch der Begriff »Glücksgriff-Hände«. In der Mitte der Handinnenfläche befindet sich übrigens der Punkt »*Palast der Nervosität*«.[7] Die Massage dieses Punktes hat eine beruhigende Wirkung und kann Ihr Baby bei Zahnungsbeschwerden oder Kummer unterstützen.

Der Spielreim »Meine Fingerlein wollen heut mal Tiere sein« bietet Ihnen die Möglichkeit, die Massage mit einer schönen Gutenacht-Geschichte zu kombinieren.

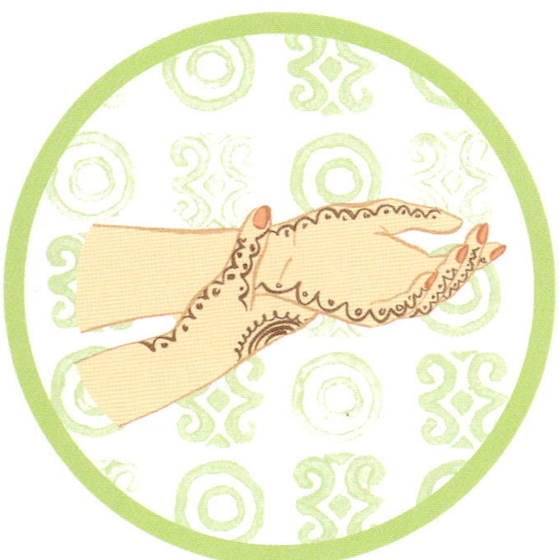

ZEIT FÜR MICH!

Um das Handgelenk liegen verschiedene Marmapunkte *(»Manibandha«)*. Bei Nervosität, geistiger Ermüdung und Konzentrationsstörungen hilft die Eigenmassage dieser Punkte. Umfassen Sie Ihr linkes Handgelenk so, dass der Daumen quer über den Handgelenksfalten liegt. Bewegen Sie nun Ihr Handgelenk zwischen dem Daumen und den anderen Fingern der rechten Hand hin und her. Sitzen Sie dabei bequem und atmen Sie tief ein und aus.

ALLE MEINE FINGERLEIN WOLLEN HEUT MAL TIERE SEIN.

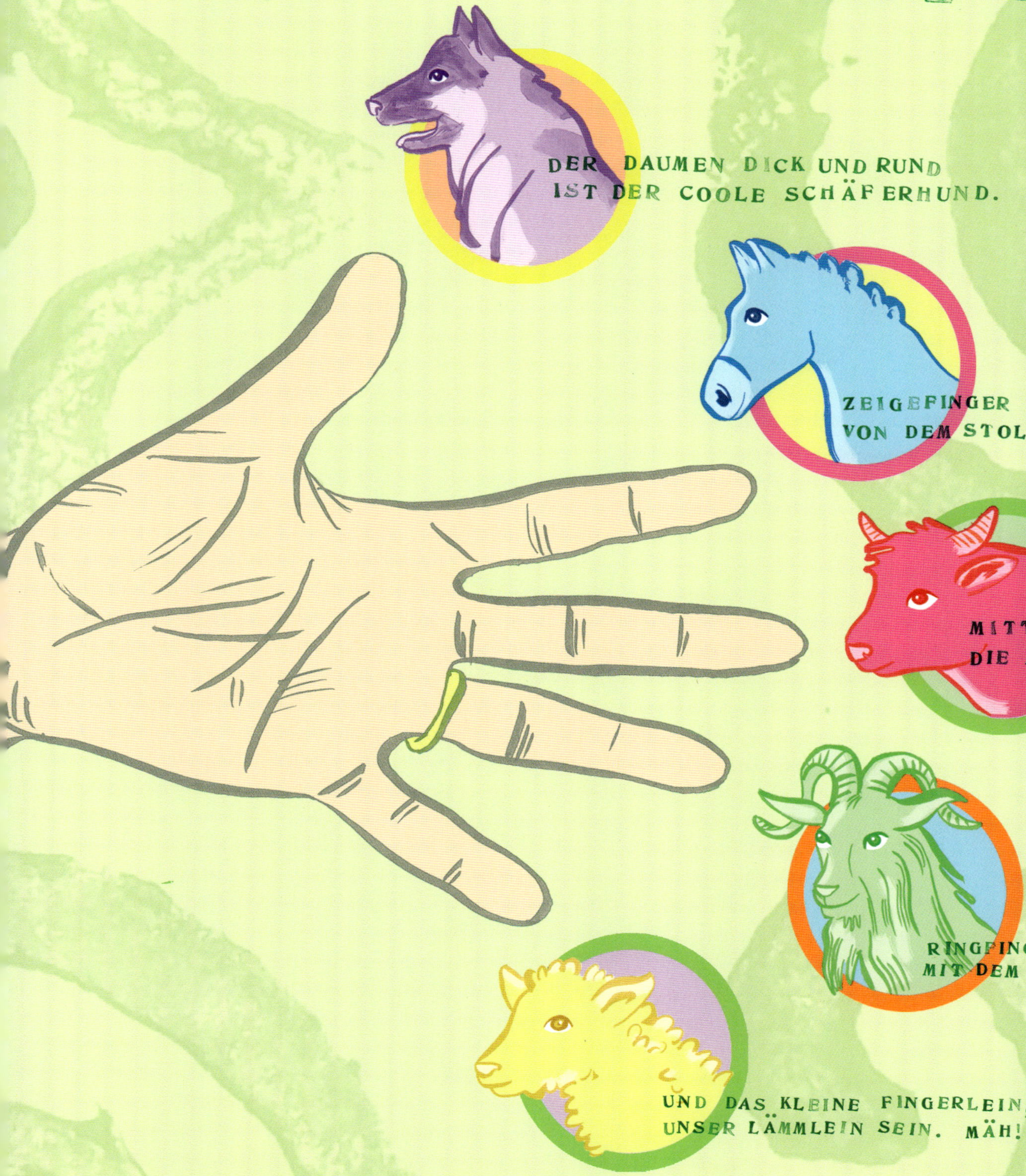

DER DAUMEN DICK UND RUND
IST DER COOLE SCHÄFERHUND.

ZEIGEFINGER IST DAS PFERD,
VON DEM STOLZEN REITER SEHR BEGEHRT.

MITTELFINGER IST DIE KUH,
DIE MACHT IMMER MUH, MUH, MUH.

RINGFINGER IST DER ZIEGENBOCK,
MIT DEM LANGEN ZOTTELROCK.

UND DAS KLEINE FINGERLEIN, DAS SOLL
UNSER LÄMMLEIN SEIN. MÄH!

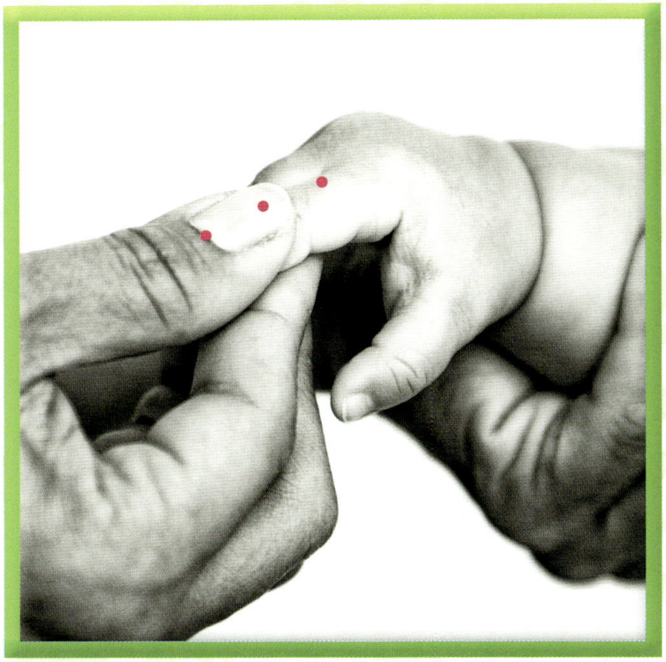

1. Finger drücken

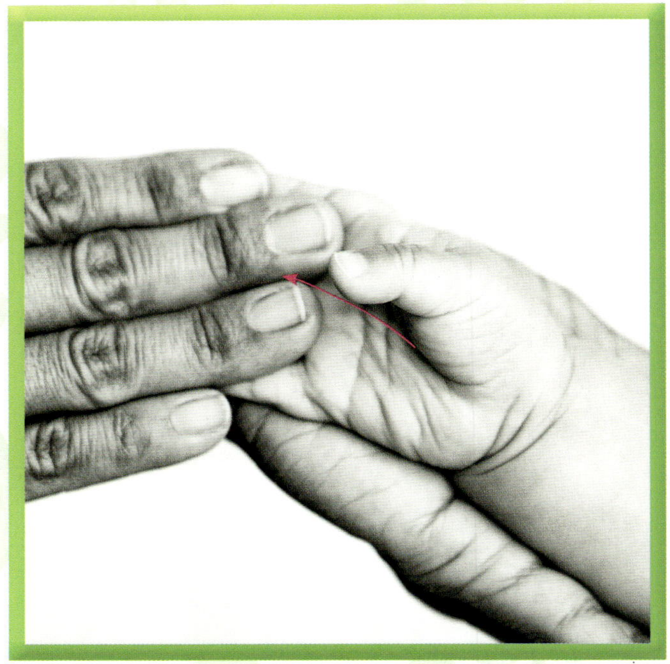

2. Ausstreichen

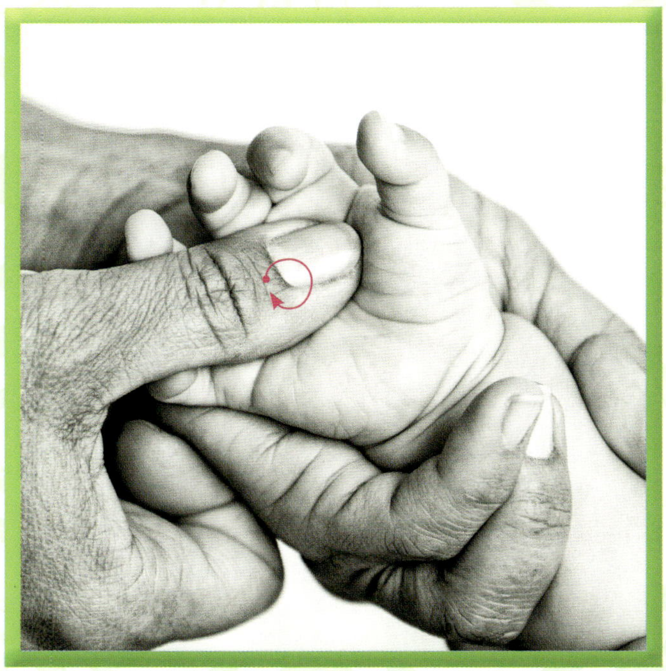

3. Kreisen

Und so wird's gemacht:

Vorbereitung: Ihr Baby liegt auf dem Rücken. Verwenden Sie auch bei dieser Übung wieder Massageöl. Umfassen Sie nun mit einer Hand den Unterarm Ihres Babys.

1. **Finger drücken:** Am Fingerknöchel beginnend drücken Sie mit dem Daumen und Zeigefinger sanft jeden Finger an zwei bis drei Punkten in Richtung der Fingerkuppen. Danach können Sie noch den Zwischenraum jedes Fingers (»Schwimmhäute«) mit einer Druckpunktmassage behandeln. Zu jedem Finger passt eine Zeile des Reims auf Seite 101. Sie können Ihrem Baby natürlich auch die tierische Geräuschkulisse gleich mitliefern. Je lustiger sich das anhört, umso besser.

2. **Ausstreichen:** Streichen Sie liebevoll über den Handrücken und drehen das Händchen anschließend so, dass die Handinnenfläche nach oben schaut. Dann streichen Sie die Handinnenfläche vom Handgelenk bis zu den Fingerspitzen aus.

3. **Kreisen:** Mit dem Daumen drücken Sie abschließend sanft den Punkt in der Mitte der Handfläche (»Palast der Nervosität«). Dann kleine Kreise auf der Stelle massieren und danach etwa eine Minute halten. Zur nächsten Hand übergehen.

Wenn Sie die Handmassage ausdehnen möchten, können Sie kleine Kreise rund um das Handgelenk zeichnen. Das stimuliert das *Handgelenksmarma,* ist äußerst wohltuend und wirkt vor dem Zubettgehen schlaffördernd.

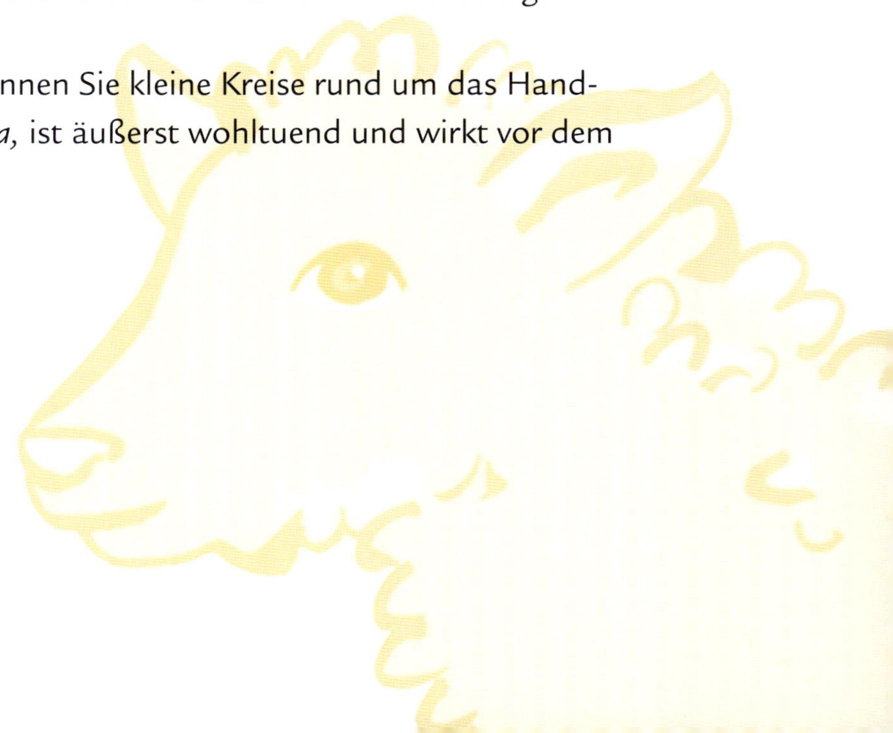

Arme cremen

Je agiler Ihr Baby wird, desto stärker beansprucht es auch seine Muskulatur in den Armen. Bereits nach wenigen Monaten beginnt es, sich in der Bauchlage abzustützen und das Köpfchen anzuheben. Bald wird zusätzlich der Po in Vorbereitung auf das Krabbeln nach oben gestreckt. Das Baby möchte Gegenstände, die sich in seinem unmittelbaren Umfeld befinden, erkunden. Dieser unersättliche Forschergeist bringt es buchstäblich voran. Für Ihr Baby sind die ungewohnten Bewegungen anfänglich sehr anstrengend, schließlich muss sich die Muskulatur erst noch ausbilden. Mitunter kommt es deshalb zu Verspannungen. Die folgende Übung hilft, **Muskeln und Gelenke vom Nacken bis zu den Fingern zu lockern**.

Viele Babys schwitzen besonders in den Hautfalten, wie beispielsweise den Achselhöhlen. Daher kommt es dort oft zu Rötungen. Beim »Arme cremen« wird die Haut an den empfindlichen Achselhöhlen automatisch durch Massageöl mit Feuchtigkeit und Fetten versorgt. Hautreizungen und Entzündungen wird so vorgebeugt. Die indische Massagetechnik bei dieser Übung beruhigt, stabilisiert und bereitet optimal auf die Schlafenszeit vor.

ZEIT FÜR MICH!

Um selbst Energiereserven aufzutanken, empfehle ich Ihnen das schwedische Nationalgericht *»Köttbullar«* mit Preiselbeeren und gestampften Kartoffeln. Die Hackfleischkombination ist reich an Eisen, Eiweiß und B-Vitaminen. Das in den Beeren enthaltene Vitamin C fördert die Verwertbarkeit bzw. Bioverfügbarkeit. Für 2–3 Personen benötigen Sie: 4 EL Semmelbrösel, die Sie mit 8 EL Milch, 1 TL Salz und 1 Prise Piment (Pfeffer) quellen lassen. Dann geben Sie ein Eigelb und 500 g mageres, gemischtes Hackfleisch hinzu und verarbeiten das Ganze zu einer gleichmäßigen Masse. Daraus rollen Sie kleine Hackbällchen, die Sie ca. 10 Minuten in Fett goldbraun anbraten.

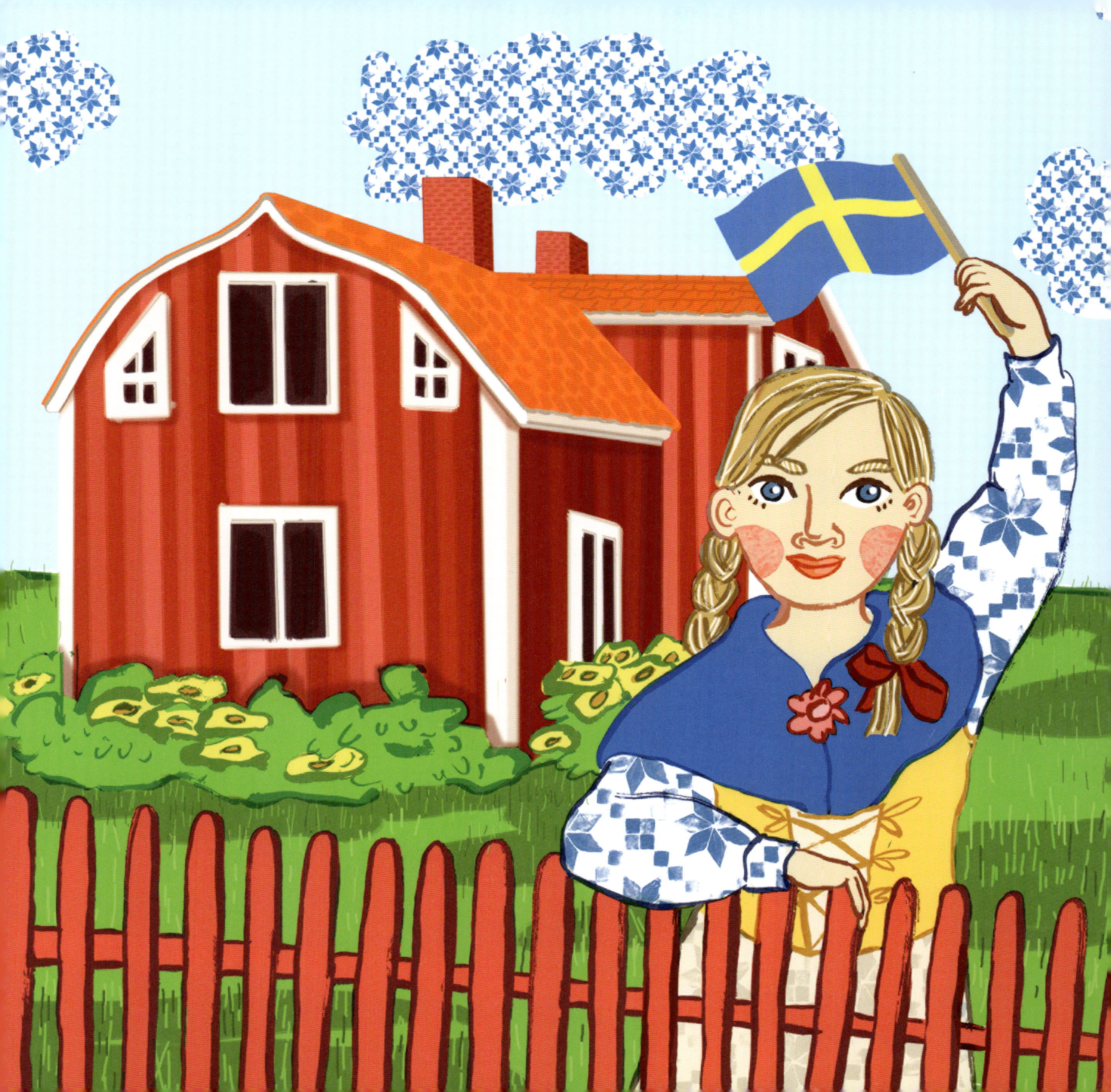

Und so wird's gemacht:

Vorbereitung: Ihr Baby liegt auf dem Rücken oder in Seitenlage. Verreiben Sie Massageöl in Ihren Händen und wärmen Sie diese an. Verteilen Sie das Öl auch großzügig auf dem Arm Ihres Babys sowie in seiner Armbeuge und Achselhöhle.

1. **Richtung Finger ausstreichen:** Umfassen Sie das Handgelenk Ihres Babys mit der linken Hand und halten Sie sein Ärmchen nach oben. Die rechte Hand umgreift ringförmig den Oberarm. Mit mittlerem Druck lassen Sie diesen Ring nun in Richtung der Fingerspitzen gleiten. Dort angekommen legt sich wiederum Ihre linke Hand ringförmig an den Oberarm, während nun die rechte am Handgelenk verweilt. Wie beim »Melken« streichen Sie im Wechsel (rechts, links, rechts, links) in Richtung der Fingerspitzen aus. Orientieren Sie sich bei der Anzahl der Wiederholungen an der Reaktion Ihres Babys.

2. **Richtung Finger rollen:** Umfassen Sie nun das Ärmchen ganz oben an der Schulter bzw. den Achseln. Mit beiden Händen rollen Sie es nach unten aus. Mehrmals wiederholen und anschließend die Schritte 1 und 2 ebenfalls am anderen Ärmchen durchführen.

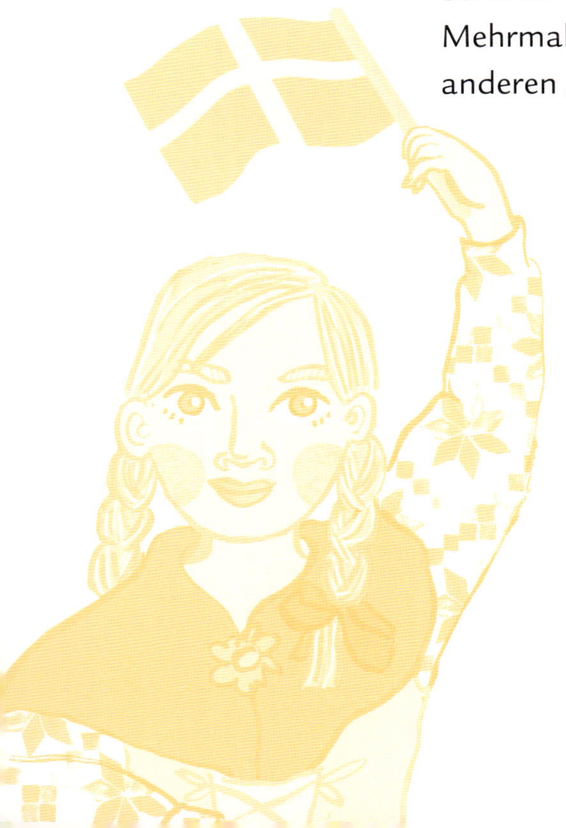

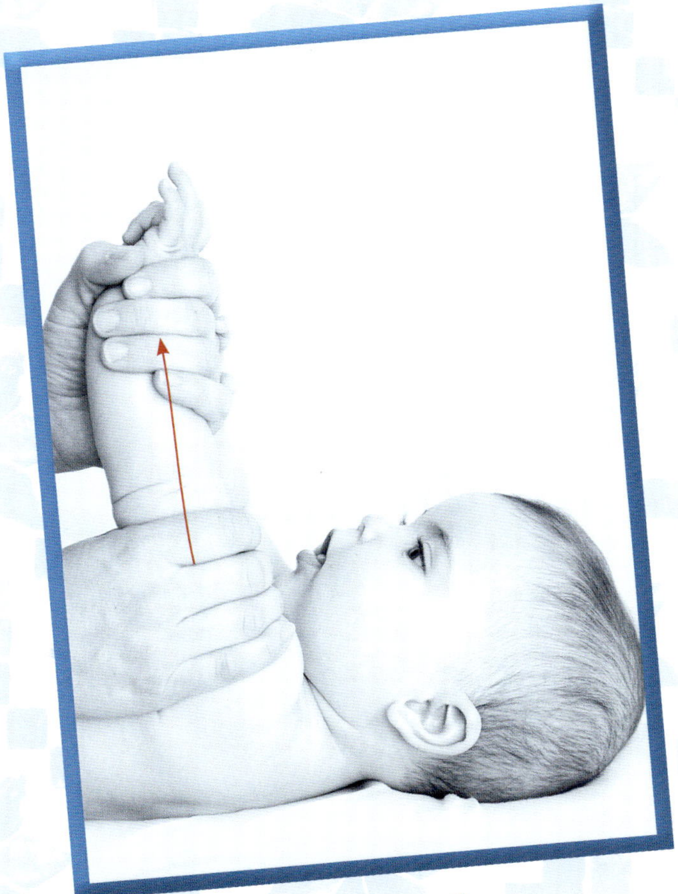

1. Richtung Finger ausstreichen

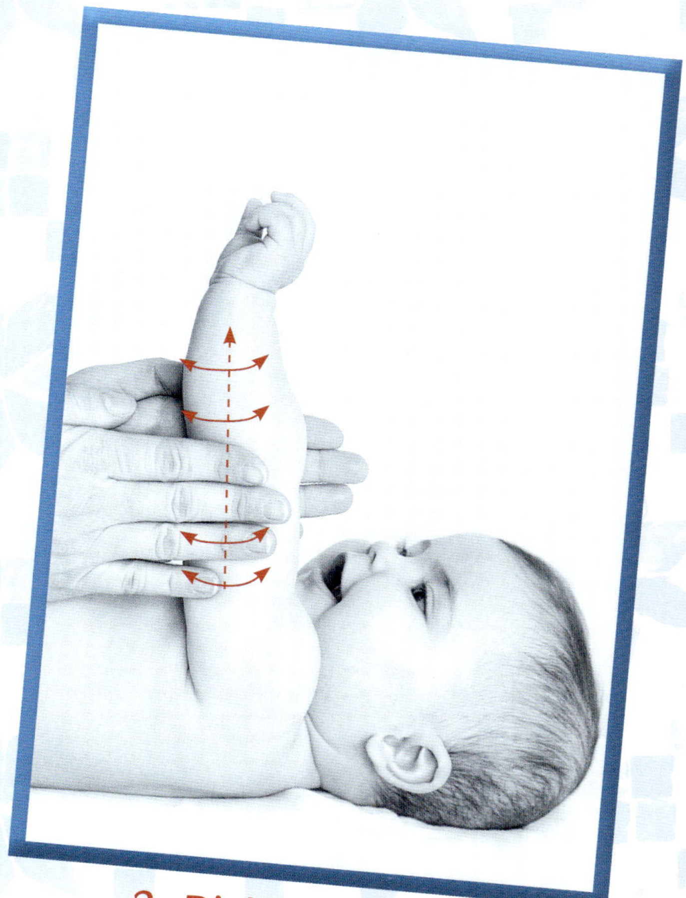

2. Richtung Finger rollen

Diagonal kreuzen

In den ersten Lebensmonaten ist Ihr Baby mit der Erkundung seines Körpers beschäftigt. Spielerisch werden Arme und Beine gestreckt, gereckt und zum Mund geführt. Das »Diagonal kreuzen«, eine Yoga-Übung, **unterstützt den natürlichen Bewegungsdrang** und **trainiert Beweglichkeit, Körperbeherrschung** und das **Finden der Körpermitte**. Dazu passt das Lied »Es klappert die Mühle am rauschenden Bach«. Ihr Baby wird begeistert sein!

Es klappert die Mühle am rauschenden Bach

(Text: Ernst Anschütz, 1780–1861. Melodie: überliefert)

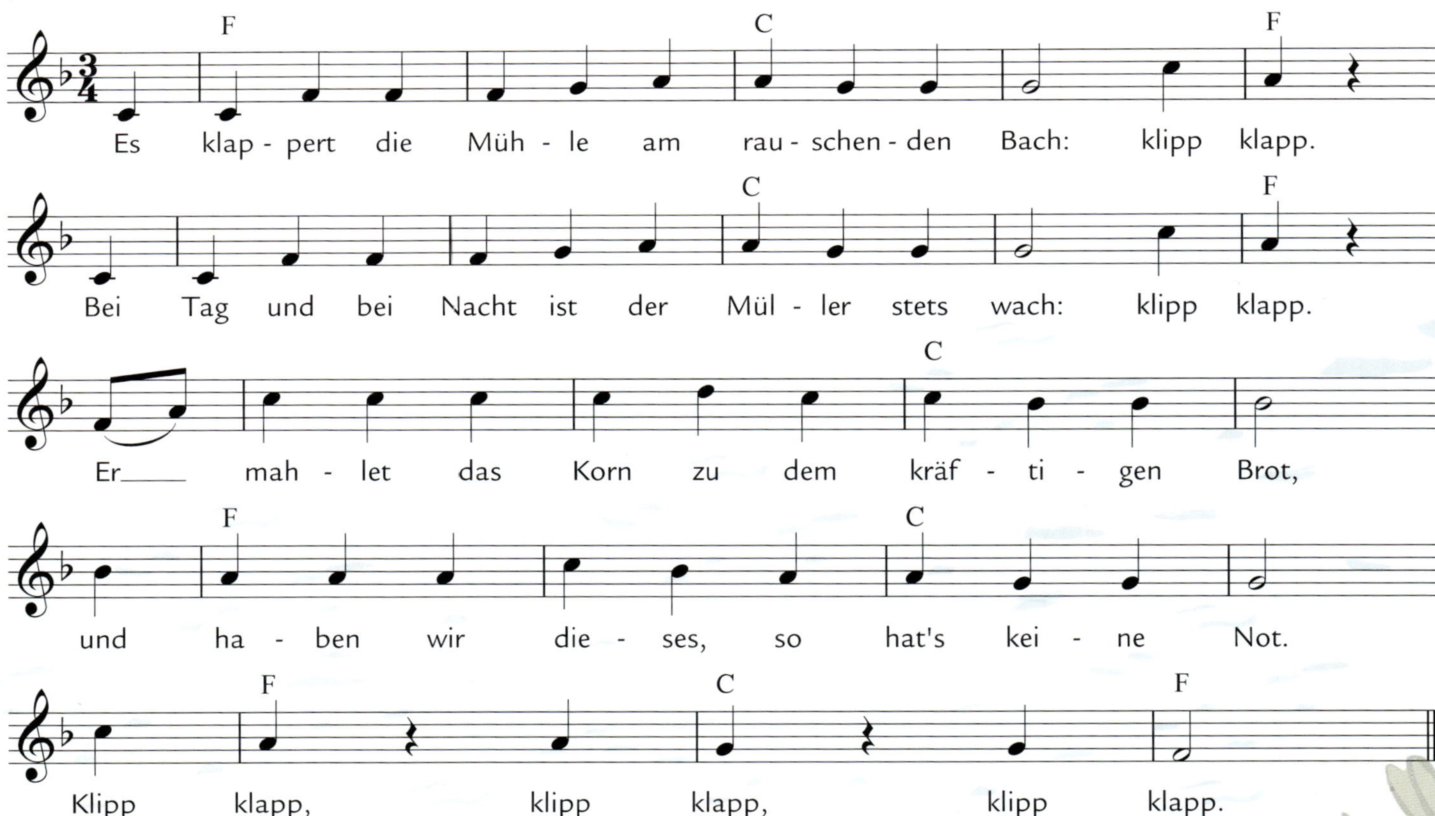
F C F
Es klap - pert die Müh - le am rau - schen - den Bach: klipp klapp.
C F
Bei Tag und bei Nacht ist der Mül - ler stets wach: klipp klapp.
C
Er___ mah - let das Korn zu dem kräf - ti - gen Brot,
F C
und ha - ben wir die - ses, so hat's kei - ne Not.
F C F
Klipp klapp, klipp klapp, klipp klapp.

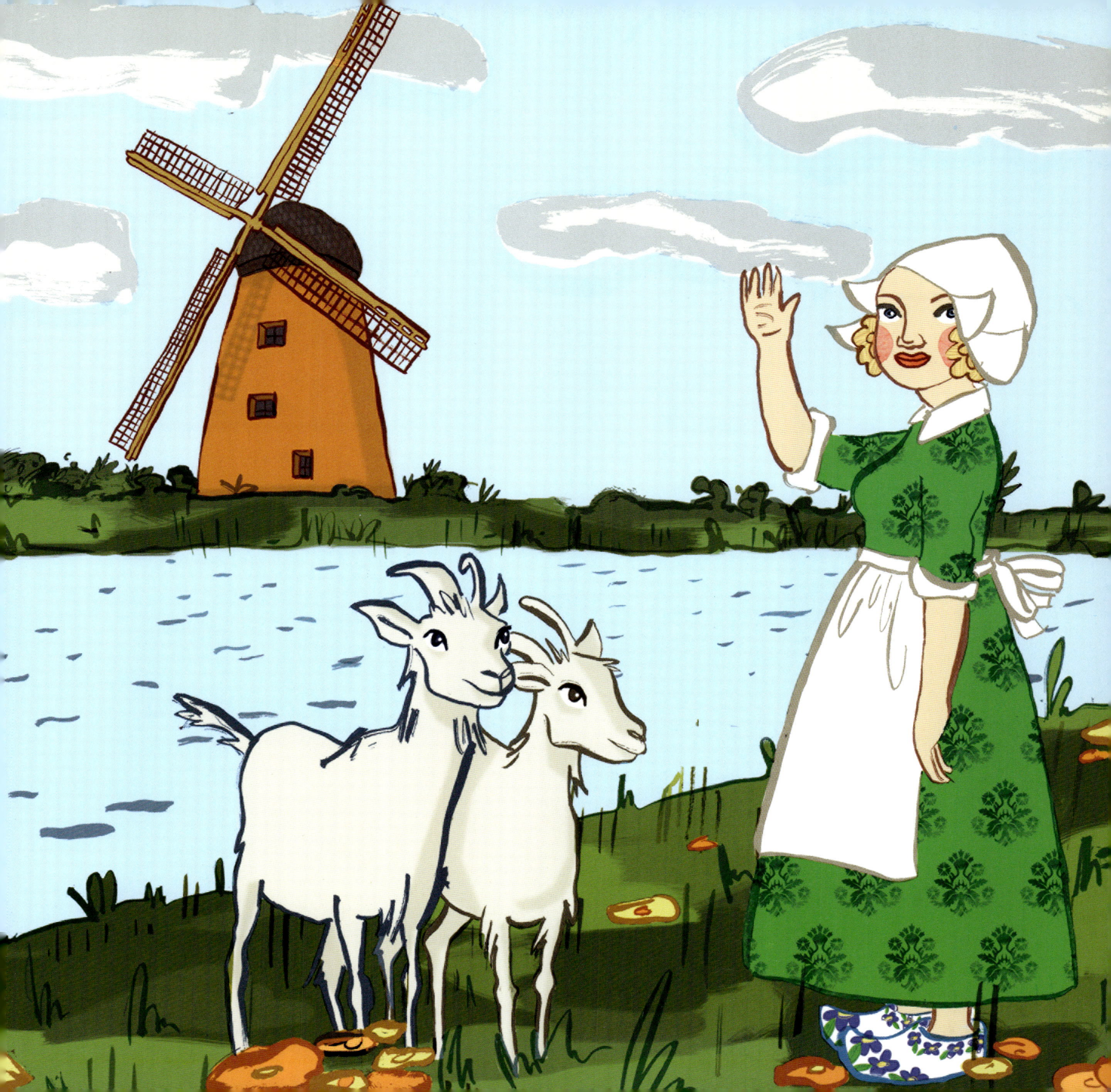

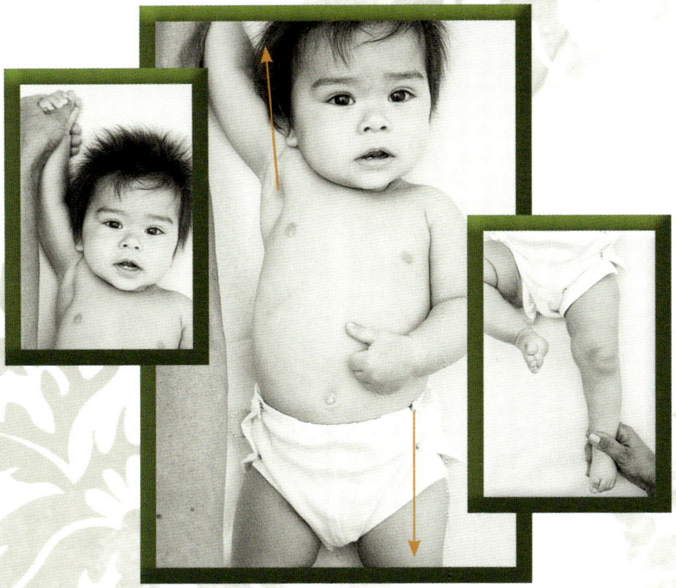

1. Grundstellung

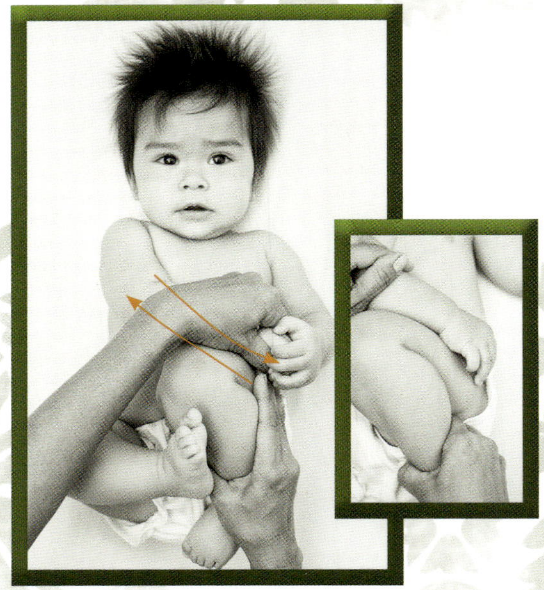

2. Arm oben kreuzen

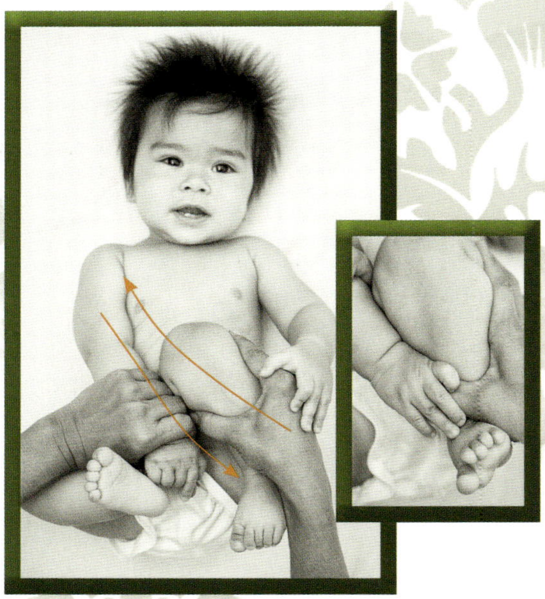

3. Arm unten kreuzen

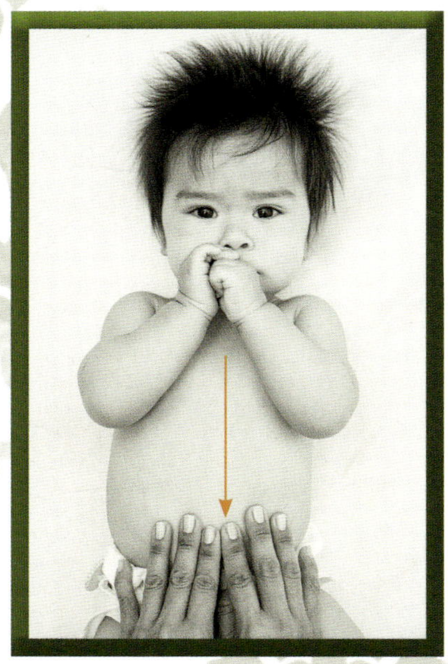

4. Oberkörper ausstreichen

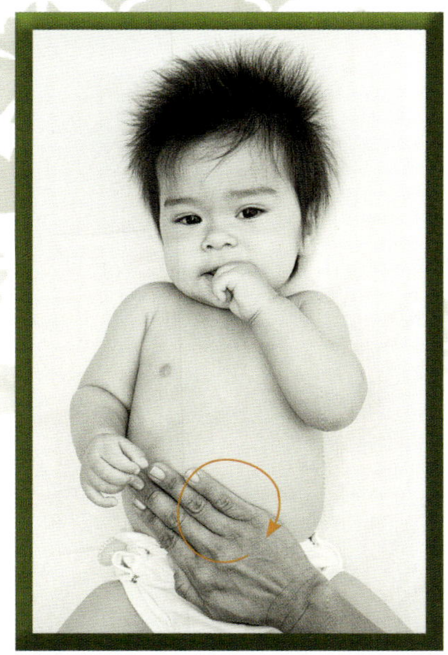

5. Bauch kreisen

Und so wird's gemacht:

1. **Grundstellung:** Das Baby greift den Daumen Ihrer linken Hand. Strecken Sie nun behutsam seinen Arm nach oben und gleichzeitig das gegenüberliegende Bein nach unten aus. Es geht dabei nicht darum, eine vollständige Streckung zu erzielen, sondern um eine gute Ausgangsstellung.

2. **Arm oben kreuzen:** Winkeln Sie nun das Beinchen an, und führen Sie das Knie diagonal nach oben in Richtung der Schulter. Gleichzeitig führen Sie den Arm oberhalb an den Oberschenkel heran, bis sein kleiner Finger beinah den Po berührt (Außenkante Hand berührt Außenkante Bein).

3. **Arm unten kreuzen:** Bewegen Sie Arm und Bein wieder zurück (lockern). Das Knie wieder in Richtung der Schultern führen. Gleichzeitig geht der Arm nun an den Unterschenkel, bis der Daumen die Mitte der Wade erreicht (Innenkante Hand berührt Innenkante Bein). Kreuzen Sie abwechselnd nach oben und unten, sodass ein gleichmäßiger Rhythmus entsteht. Insgesamt sechsmal, dann den Griff lösen.

4. **Oberkörper ausstreichen:** Streichen Sie nun mit gespreizten Fingern abwärts vom Brustkorb bis zum unteren Bauch. Viermal wiederholen, dann passt die Bewegung zum Mühlen-Lied. Die meisten Babys lachen an dieser Stelle, weil es angenehm kribbelt.

5. **Bauch kreisen:** Schließlich viermal im Uhrzeigersinn mit der flachen Hand über den Bauch streichen. Der Kreis sollte unterhalb des Rippenbogens enden. Danach zur anderen Seite wechseln.

Variante: Bei beweglichen Kindern führen Sie das gestreckte Bein bis zur Schulter, wie es der Experte für indische Babymassage Frédérick Leboyer empfiehlt.[8] Oder Sie wählen die einfachste Variante: nur Handgelenk und Knie zusammen, ohne Kreuzung.

Oberkörper cremen

Viele Babys leiden in den ersten drei Monaten an Blähungen und Bauchschmerzen. Diese treten meistens gegen Abend auf und erschweren das Einschlafen. Der Darm eines Babys ist noch unreif und benötigt einige Zeit, um in Schwung zu kommen. Auch kann es sein, dass das Baby tagsüber zu hastig getrunken oder viel geweint hat und sich so Winde gebildet haben.

Die Übung »Oberkörper cremen« kann Ihrem Baby **Linderung bei Blähungen** verschaffen, die **Atmung besser fließen** lassen sowie das **Herz-Kreislaufsystem stärken**. Sehr gut kombinieren lässt sie sich mit dem Lied »Der Schneck«. Gerade wenn Ihr Baby unter Bauchschmerzen und innerer Unruhe leidet, beruhigt es das Hören Ihrer Stimme zusätzlich.

Der Schneck

(überliefert)

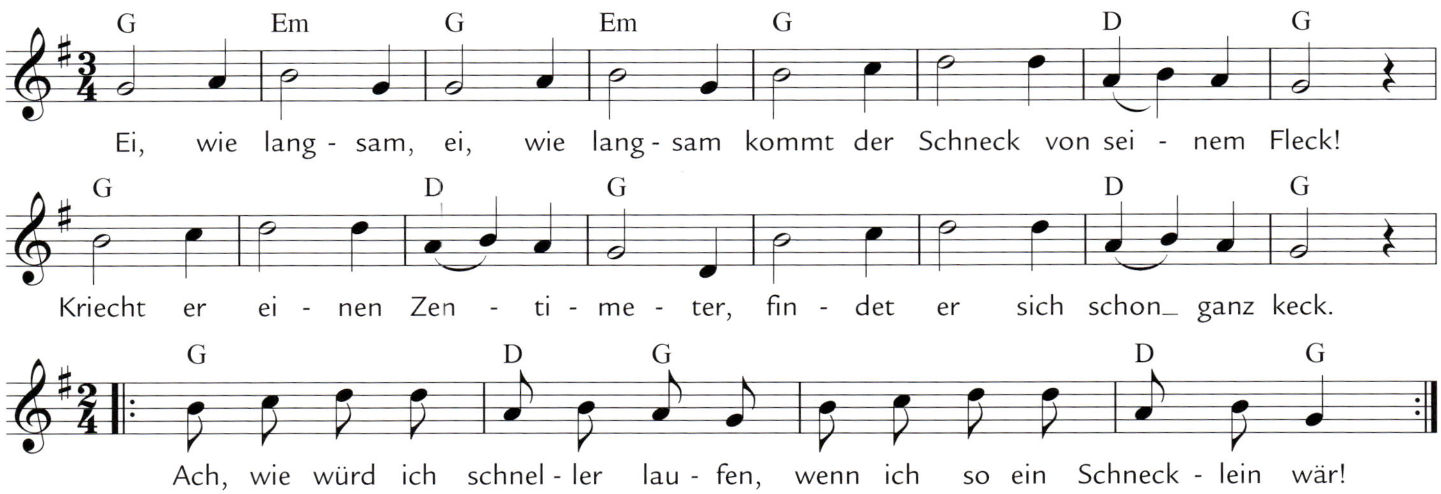
G Em G Em G D G
Ei, wie lang - sam, ei, wie lang - sam kommt der Schneck von sei - nem Fleck!
G D G D G
Kriecht er ei - nen Zen - ti - me - ter, fin - det er sich schon_ ganz keck.
G D G D G
Ach, wie würd ich schnel - ler lau - fen, wenn ich so ein Schneck - lein wär!

2. Ei, wie langsam ... Jeder Weg ist ihm beschwerlich,
jeder tiefe Stein ein Schreck! Ach, wie würd ich ...

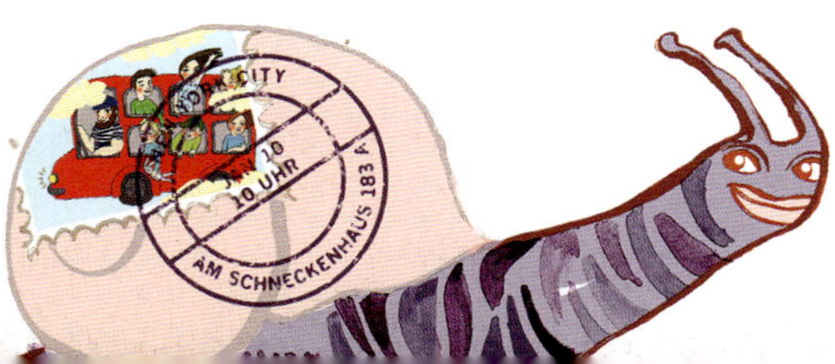

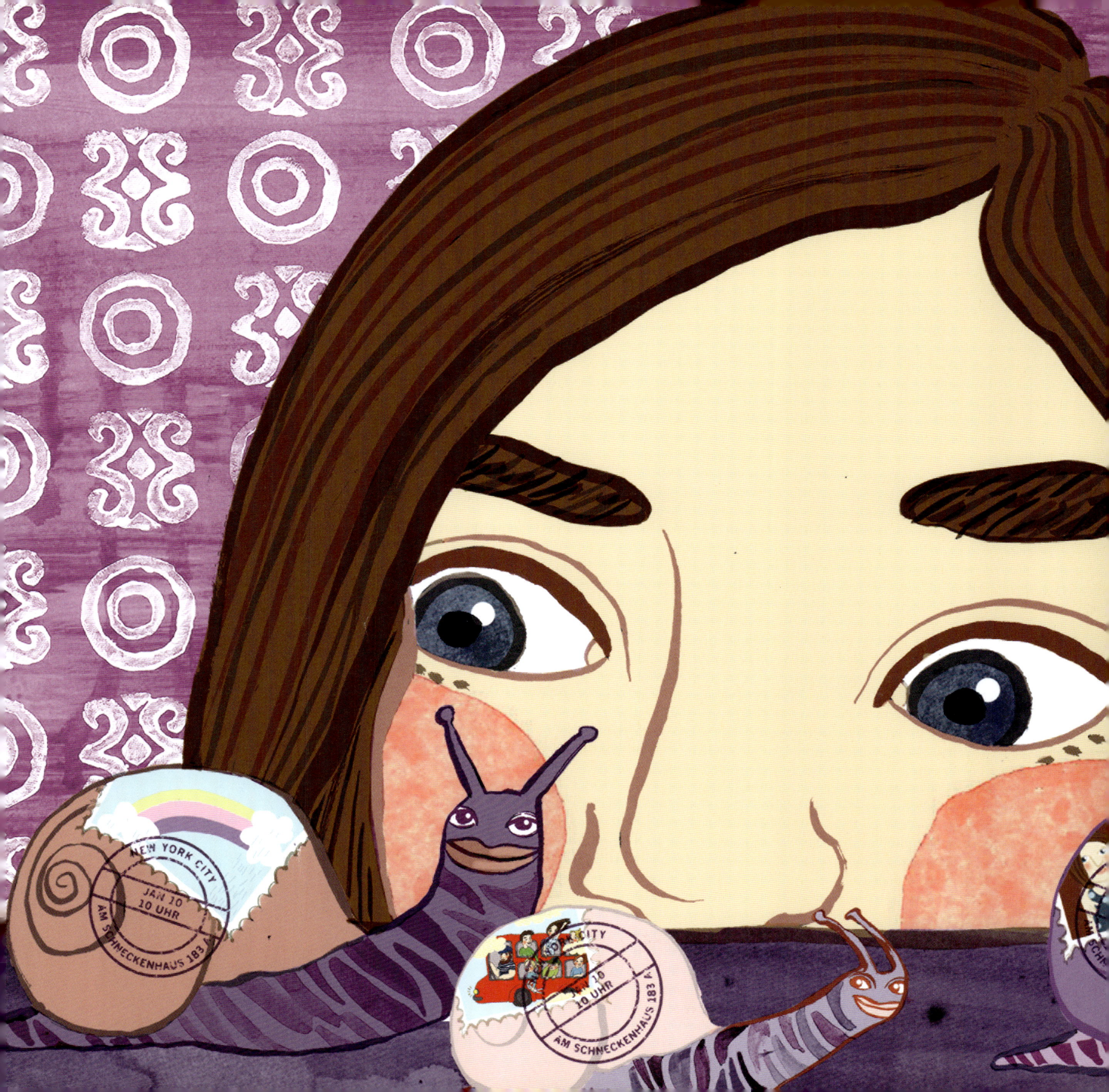
NEW YORK CITY
JAN 10
10 UHR
AM SCHNECKENHAUS 183
CITY
JAN 10
10 UHR
AM SCHNECKENHAUS 183

Und so wird's gemacht:

Vorbereitung: Ihr Baby liegt entspannt auf dem Rücken.

1. **Diagonal streichen:** Verteilen Sie Massageöl großzügig in Ihren Händen. Legen Sie Ihre rechte Hand schräg unter den Bauchnabel. Streichen Sie mit der anderen Hand von links unten (Leiste) nach rechts oben (Schulter) den gesamten Oberkörper entlang und wieder zurück. Kurz bevor die linke Hand unten angekommen ist, startet die rechte Hand von rechts unten (Leiste) nach links oben (Schulter). Wiederholen Sie diese Übung viermal mit jeder Hand. Achten Sie darauf, dass ein gleichmäßiger Rhythmus entsteht.

2. **Wasserrad schaufeln (»Pupsgriff«):** Legen Sie Ihre rechte Hand nun waagerecht auf den unteren Bauch und die linke Hand auf die Brust. Wie bei einem Wasserrad, das gleichmäßig schaufelt, beginnen Sie nun mit dieser Hand eine sanfte Abwärtsbewegung. Kurz bevor Sie unten ankommen, startet die andere Hand wieder von oben. Wiederholen Sie diese Streichung mit jeder Hand ebenfalls viermal.

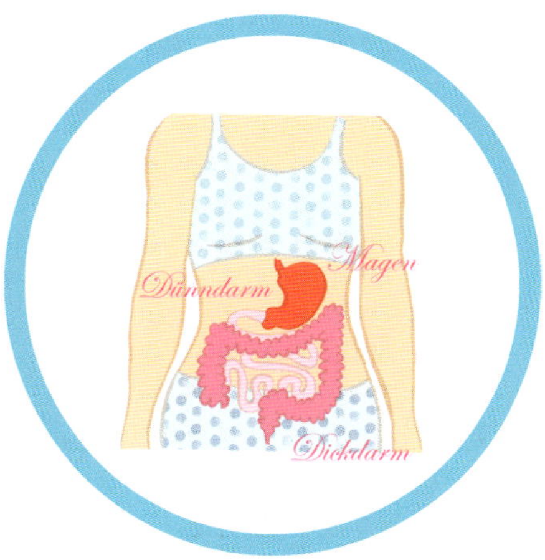

TIPPS UND TRICKS

Im Dickdarm sammelt sich in den Windungen oft Luft. Bei Blähungen und Bauchschmerzen können deshalb sanfte Streichungen um den Bauchnabel helfen. Wichtig ist, dass Sie stets im Uhrzeigersinn massieren, denn nur so können die »Winde« auch hinausbefördert werden. Außerdem sollte die Massage unterhalb des Rippenbogens enden.

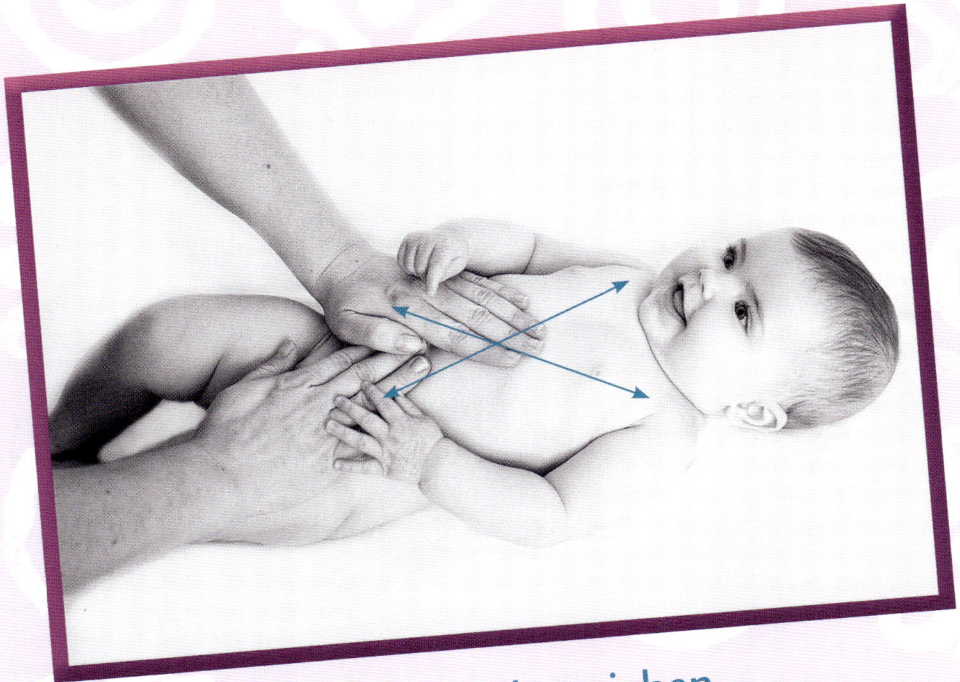

1. Diagonal streichen

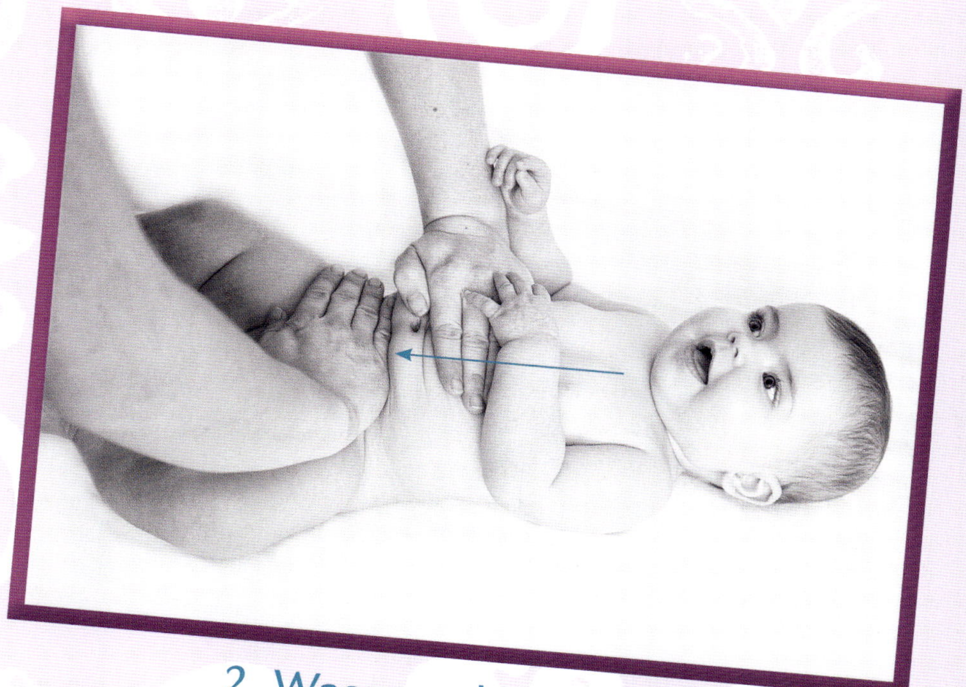

2. Wasserrad schaufeln
(»Pupsgriff«)

Gymnastik »Zehen«

Das Leben Ihres Babys wird in den ersten Monaten stark von Reflexen bestimmt. Manche davon sind lebensnotwendig, wie beispielsweise der Saug- und Schluckreflex, der dem Baby die Nahrungsaufnahme ermöglicht. Andere hingegen sind von geringerer Bedeutung und ein Relikt aus unserer Vergangenheit, so zum Beispiel der Greifreflex, der sicherstellte, dass sich ein Baby am Fell seiner Mutter festkrallen konnte. Er verschwindet automatisch, sobald das Kind zu laufen beginnt.

Die nachfolgende Gymnastikübung macht sich diesen Reflex zunutze. Sie dient der **Kräftigung der Zehen**, **der Muskulatur des Fußgewölbes** sowie der **Unterschenkel**. Außerdem unterstützt sie Ihr Baby bei der **Körperwahrnehmung und -koordination**. Probieren Sie dazu doch einmal das »Buslied« aus!

Das Buslied

(überliefert, Text 1. Strophe: Antje Drössel)

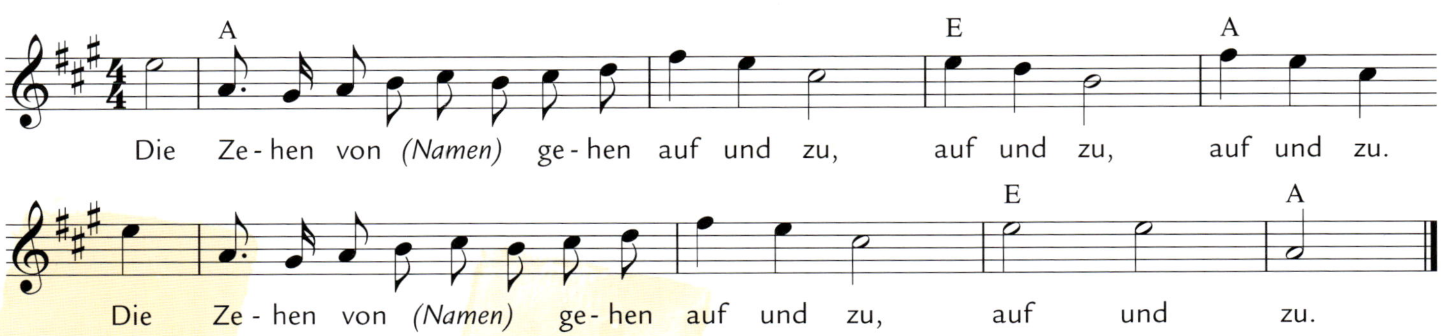
A E A
Die Ze - hen von (Namen) ge - hen auf und zu, auf und zu, auf und zu.
E A
Die Ze - hen von (Namen) ge - hen auf und zu, auf und zu.

2. Die Lichter im Bus gehen immer an und aus ...
3. Die Scheibenwischer im Bus gehen immer hin und her ...
4. Die Räder vom Bus drehn sich immer rundherum, rundherum ...

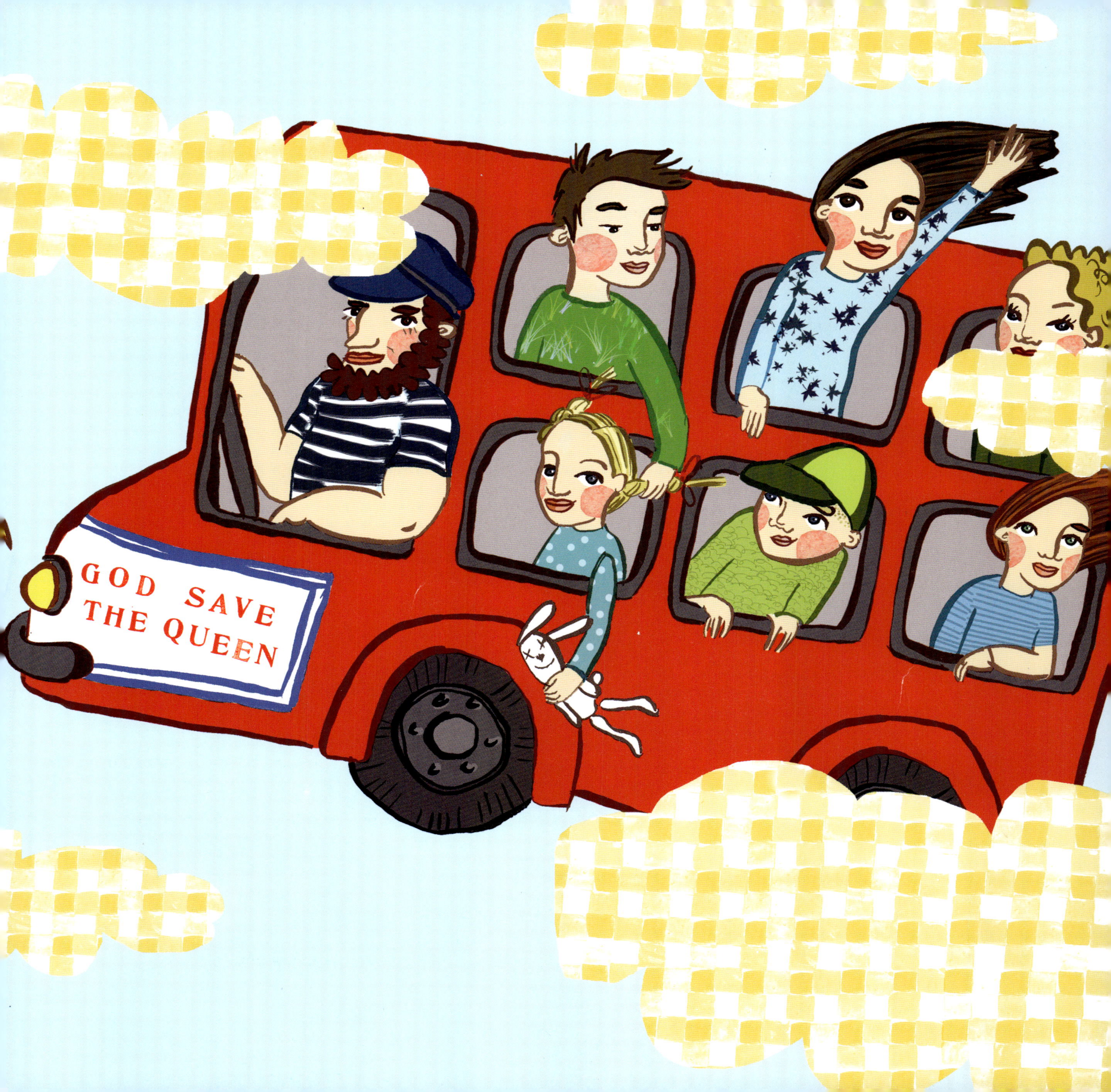
GOD SAVE
THE QUEEN

Und so wird's gemacht:

Vorbereitung: Umfassen Sie das rechte Bein Ihres Babys knapp über dem Knöchel und heben es hoch. Wiederholen Sie die nachfolgenden beiden Schritte sechsmal. Dazu eignet sich die erste Strophe des Buslieds. Wechseln Sie dann den Fuß und verfahren Sie auf die gleiche Weise. Dazu können Sie die zweite Strophe singen.

1. **Klammern:** Legen Sie Ihren Zeigefinger oder den Daumen quer auf die Mulde zwischen Zehen und Fußsohle, und üben Sie sanften Druck aus. Sofort werden Sie feststellen, dass sich die Zehen krümmen, so als wollte sich Ihr Baby festhalten.

2. **Lösen:** Drücken Sie jetzt Ihren Zeigefinger oder den Daumen sanft auf den Fußrücken Ihres Babys. Die Zehen strecken sich darauf reflexartig wieder.

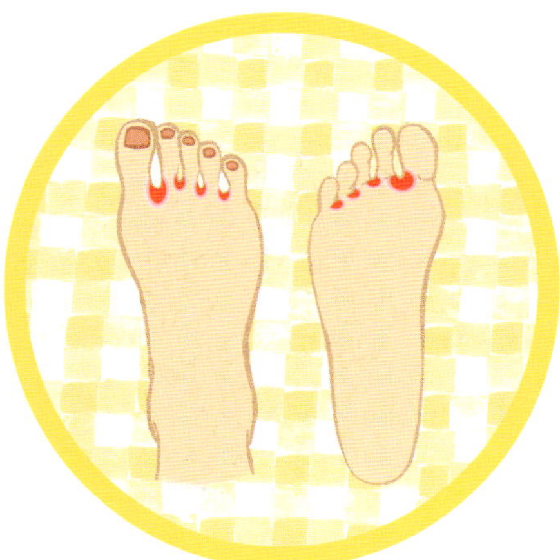

ZEIT FÜR MICH!

Wäre ein kleiner »Energy-Kick« gerade genau das Richtige für Sie? Eine Massage des Zwischenzehen-Marmas »*Kshipra*« (sozusagen die »Schwimmhäute«) spricht verschiedene Energiebahnen gleichzeitig an. Wichtig ist dabei eine tiefe und bewusste Atmung. Setzen Sie sich bequem und mit angewinkelten Knien hin, und legen Sie die Zehen des linken Fußes unter Ihre linke Hand. Den Daumen der rechten Hand drücken Sie auf den Zwischenraum von großem und zweitem Zeh. Kreisend massieren, bewusst atmen und die entstehende Energie genießen. Mit den anderen Zwischenräumen in der gleichen Weise verfahren. Zum Abschluss die Zehen kräftig hin- und herbewegen.

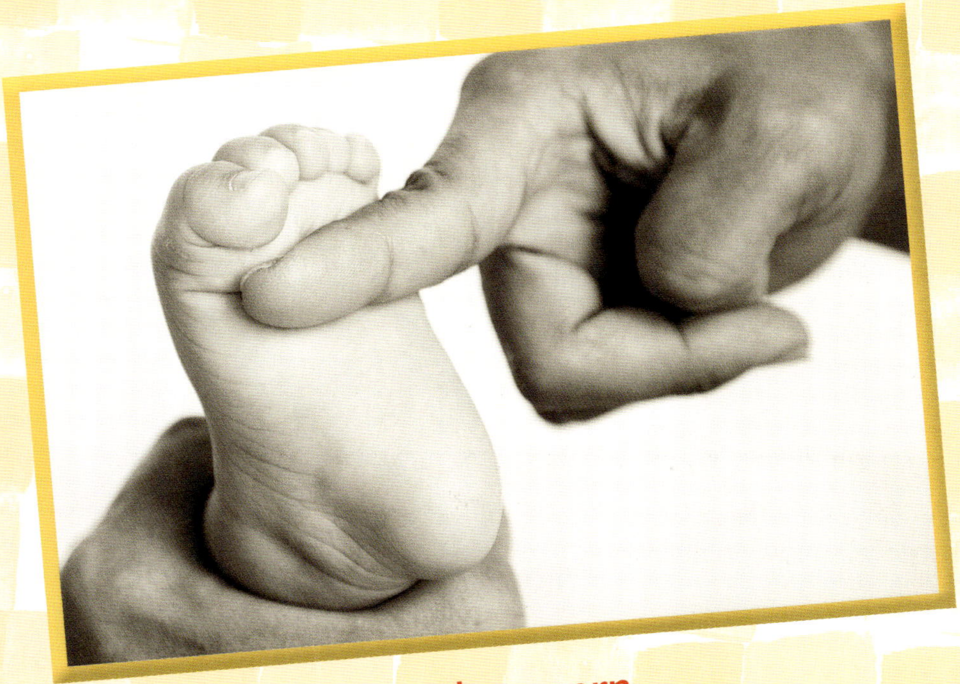

1. Klammern

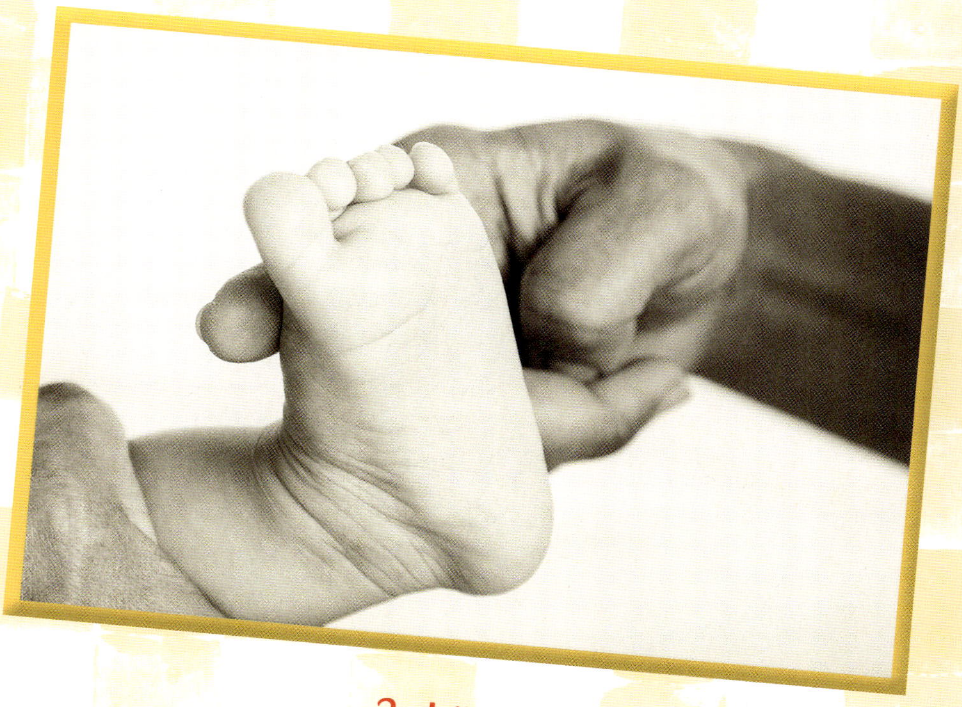

2. Lösen

Füße cremen

Inkas, Römer und die alten Hochkulturen Asiens – sie alle setzten bereits Fußmassagen zur Aktivierung der Selbstheilungskräfte und zum Ausgleich von energetischen Störungen ein. In unseren Breitengraden gilt die Fußreflexzonenmassage als eine ganzheitlich anerkannte Methode der Naturheilkunde. Die Füße werden dabei in verschiedene Zonen aufgeteilt, deren Stimulation eine energetische Wechselwirkung mit entsprechenden Organen oder Körperregionen besitzt. Das zugrunde liegende Fußreflexzonen-Schema wurde vom amerikanischen Arzt William Fitzgerald (1872–1942) entwickelt und besitzt noch heute Gültigkeit.

Auch Babys und Kleinkinder profitieren von der Massage der Füße. Sie **kommen zur Ruhe** und können die vielen neuen Eindrücke, die tagsüber auf sie einwirken, besser verarbeiten. Ihr gesamter Organismus wird **harmonisiert,** und sie **finden besser in den Schlaf**. Daher sollten Sie die kleinen Füßchen mit dieser Übung »Füße cremen« und der folgenden Übung jeden Abend verwöhnen.

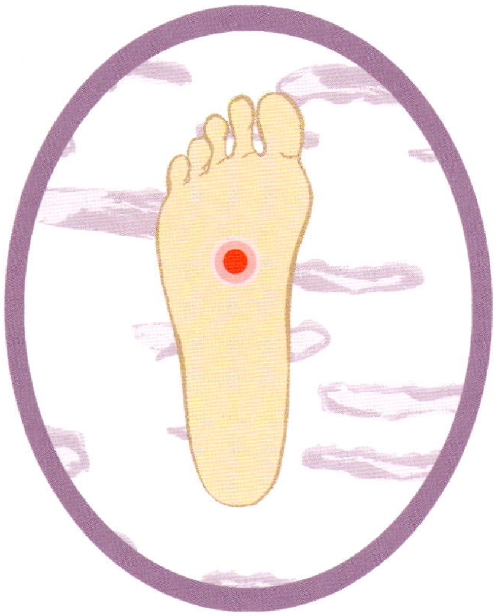

ZEIT FÜR MICH!

Unruhige Beine, Nervosität, Müdigkeit oder Stress. Wenn Sie unter einer dieser energetischen Blockaden leiden, dann versuchen Sie doch mal eine Marmapunkt-Massage des zentralen Energiepunktes am Fuß. Sitzen Sie bequem und greifen Ihre Fußsohle so, dass der Daumen in der Fußmitte liegt. Ihre andere Hand legen Sie zum Ausgleich auf den Fußrücken. Massieren Sie in kreisenden Bewegungen im Uhrzeigersinn auf der Stelle (etwa drei Minuten lang), und wechseln Sie dann zum anderen Fuß.

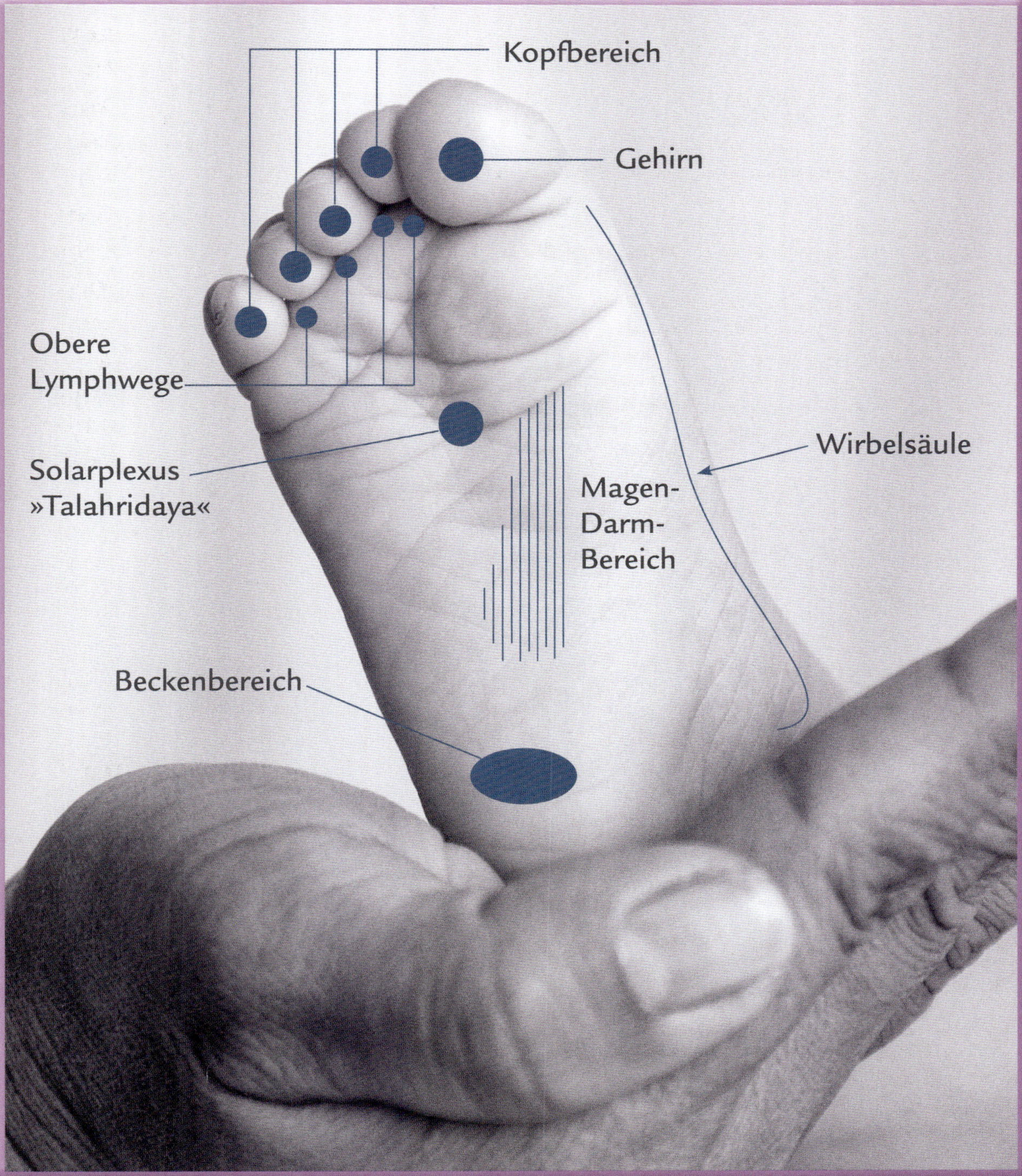

Reflexzonen, die bei der Fußmassage angesprochen werden

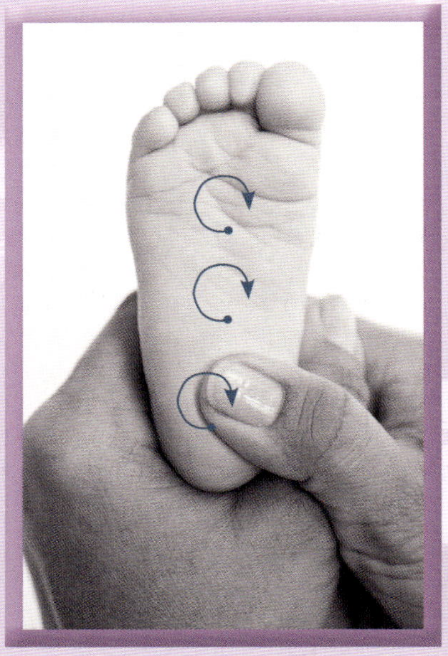

1. Fußsohle kringeln

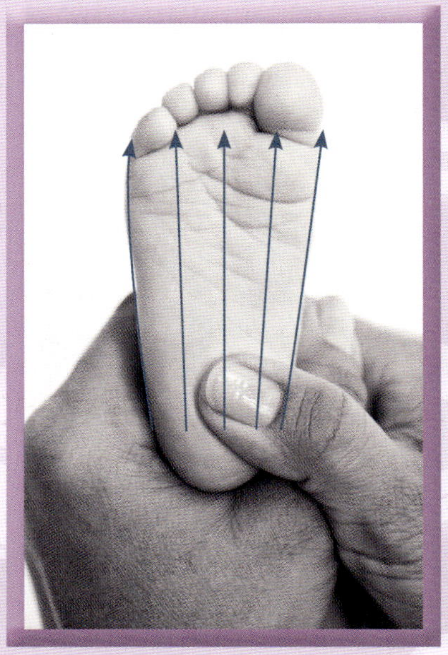

2. Fußsohle ausstreichen

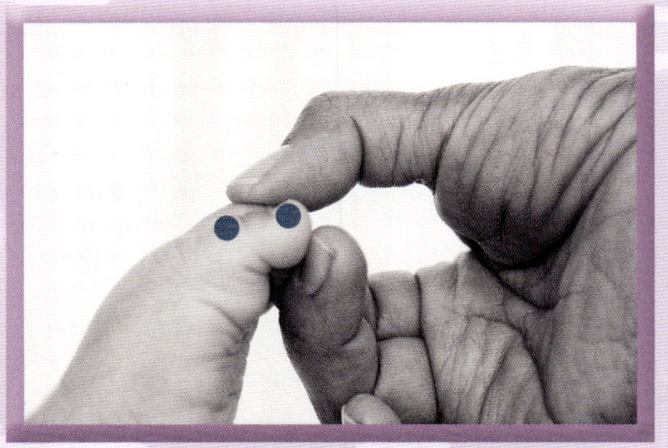

3. Zehen drücken

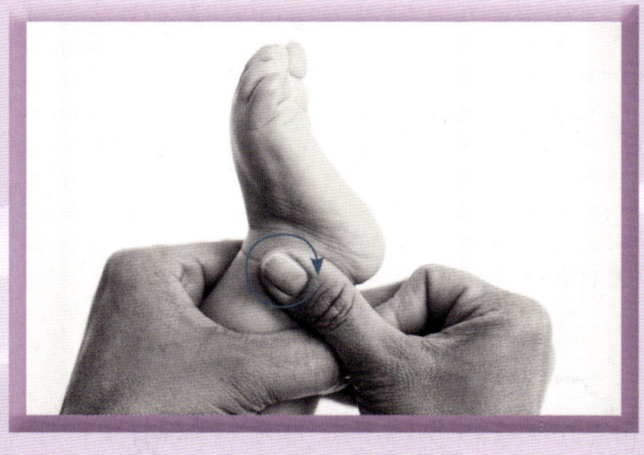

4. Knöchel kringeln

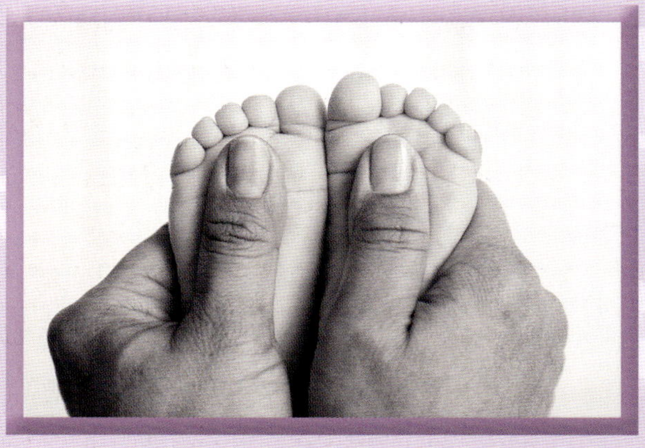

5. Füße halten

Und so wird's gemacht:

VORBEREITUNG: Verteilen Sie Massageöl in Ihren angewärmten Händen.

1. **Fußsohle kringeln:** Stützen Sie den Fuß Ihres Babys mit der linken Hand ab. Mit dem Daumen der rechten Hand massieren Sie auf der Stelle im Uhrzeigersinn einen Kringel auf die Ferse, den Sie mehrfach nachzeichnen. Lassen Sie einen weiteren Kringel in der Fußmitte und einen dritten unter dem Ballen folgen. Gehen Sie nahtlos zu Schritt 2 über.

2. **Fußsohle ausstreichen:** Mehrmals wiederholen. Streichen Sie mit mittlerem Druck in einem Strich von der Ferse bis zu den Zehen. Beziehen Sie dabei die gesamte Breite der Fußsohle und auch die Außen- und Innenkante mit ein. Fahren Sie ohne Unterbrechung mit Schritt 3 fort.

3. **Zehen drücken:** Jetzt wird jeder einzelne Zeh verwöhnt, was eine ausgleichende Funktion auf verschiedene Kopfbereiche (Ohren, Gehirn etc.) ermöglicht, bei Zahnungsbeschwerden unterstützt und sich herrlich anfühlt. Üben Sie mit Daumen und Zeigefinger zuerst am Grundgelenk, dann an der Zehenspitze sanften Druck aus. Mit den anderen Zehen ebenso verfahren. Für eine Extraportion Entspannung mit Daumen und Zeigefinger gleichzeitig die Zehenzwischenräume leicht drücken (die »Schwimmhäute«). Das harmonisiert das Lymphsystem und wirkt entspannend auf den Schulterbereich. Ohne Unterbrechung zu Schritt 4 übergehen.

4./5. **Knöchel kringeln und Füße halten:** Mit dem Daumen der rechten Hand in sanften Bewegungen im Uhrzeigersinn rund um den Knöchel massieren und kleine Kringel rund um das Fußgelenk zeichnen. Zum Abschluss den Fußrücken ausstreichen und die Fußsohle beider Füße mit den Daumen sanft gedrückt halten (ca. drei tiefe Atemzüge lang). Alle Schritte mit dem anderen Fuß wiederholen.

12 Beine cremen

Viele der heutigen Wellness-Anwendungen haben ihren Ursprung in anderen Kulturen. Eine davon ist die aus Indien stammende ayurvedische Massage. Einzelne Massagegriffe werden dort fünf Elementen zugeordnet, die alle eine bestimmte Funktion erfüllen und deren Gesamtheit zu einem inneren Gleichgewicht führen soll. Übungen, die dem Element Wasser zugeordnet sind, wie die nachfolgende Übung »Beine cremen«, dienen beispielsweise dazu, etwas in Fluss zu bringen. Dies können Verspannungen, aber auch Körperflüssigkeiten sein. »Beine cremen« **lockert die Beinmuskulatur** und das **Bindegewebe**. Sie **fördert die Durchblutung** und **stimuliert eine ganze Reihe an Marma- bzw. Vitalpunkten**, die sich rund um den Knöchel befinden. Die Übung lässt sich hervorragend mit dem Lied »Weißt du, wie viel Sternlein stehen« begleiten.

Weißt du, wie viel Sternlein stehen

(Text: Wilhelm Hey, 1789–1854. Melodie: traditionell)

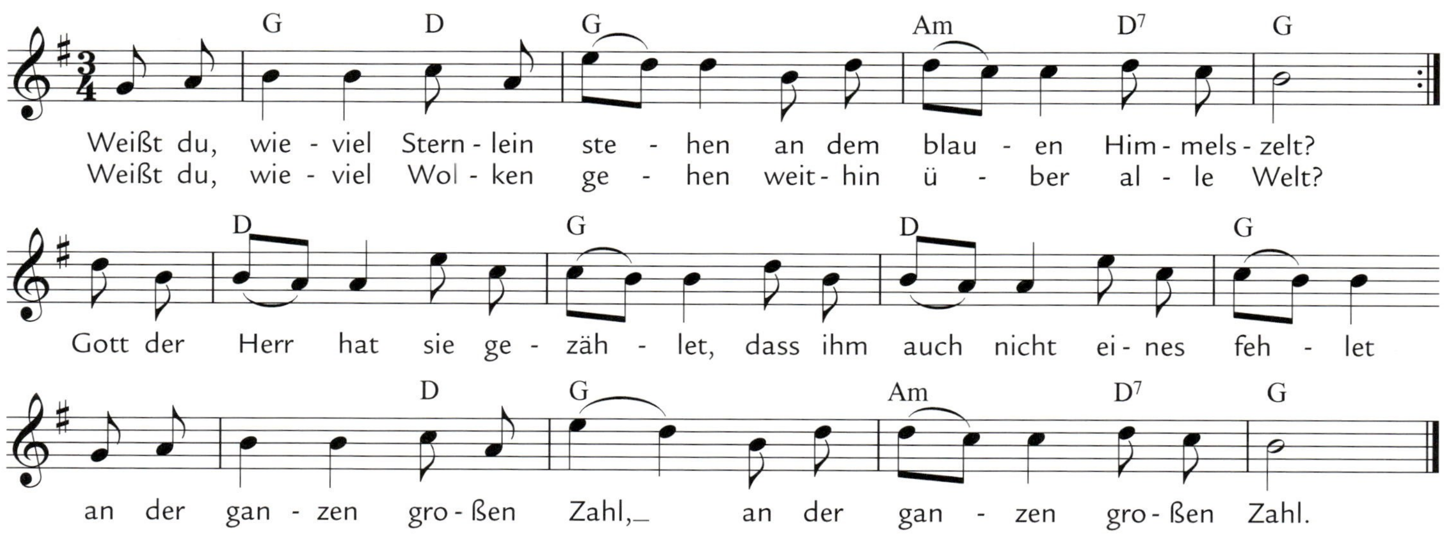
G D G Am D7 G
Weißt du, wie - viel Stern - lein ste - hen an dem blau - en Him - mels - zelt?
Weißt du, wie - viel Wol - ken ge - hen weit - hin ü - ber al - le Welt?
D G D G
Gott der Herr hat sie ge - zäh - let, dass ihm auch nicht ei - nes feh - let
D G Am D7 G
an der gan - zen gro - ßen Zahl, an der gan - zen gro - ßen Zahl.

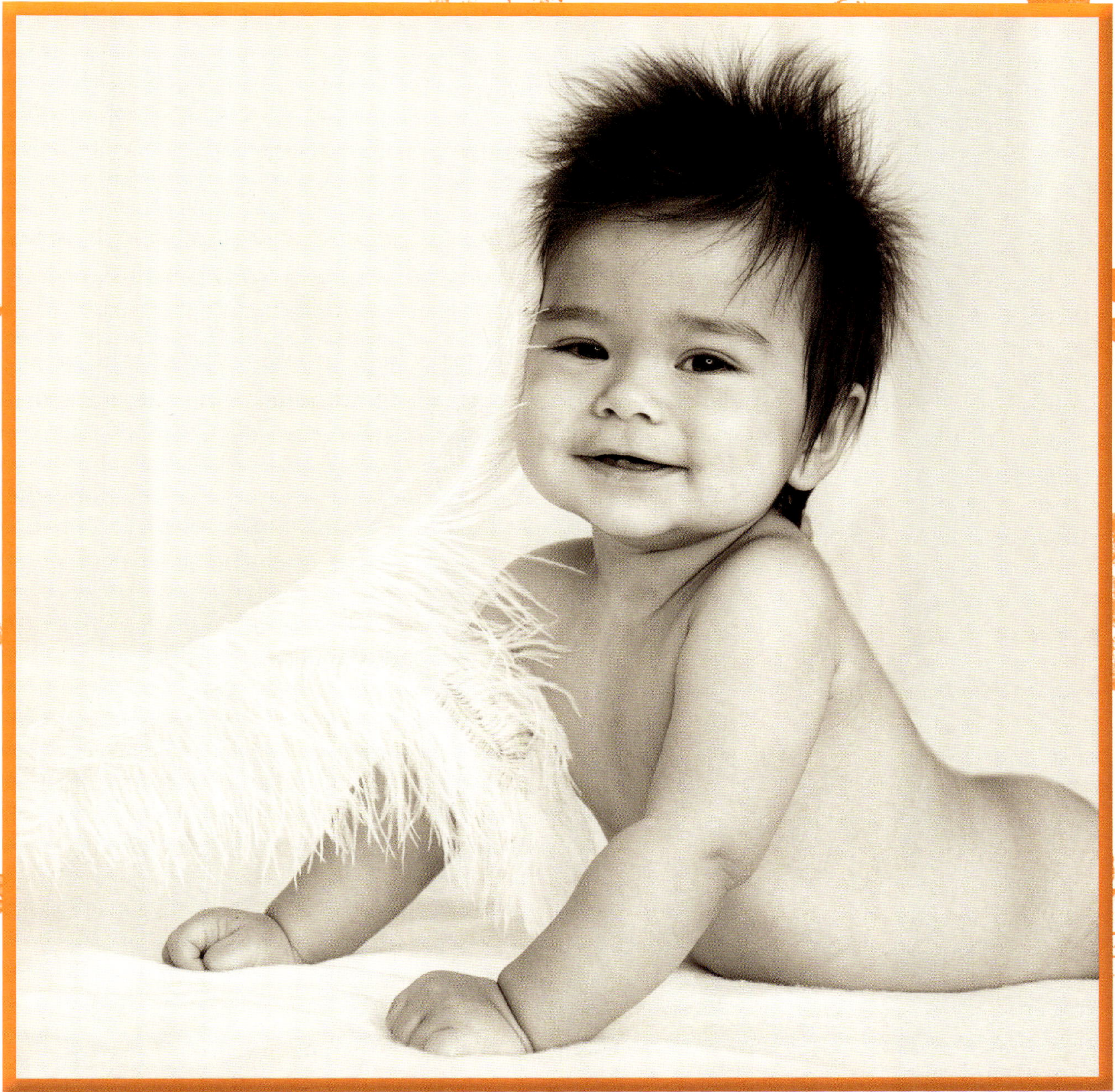

Alle Wege beginnen da, wo du jetzt bist!
(Ulrich Schaffer)

Und so wird's gemacht:

Vorbereitung: Geben Sie Massageöl in Ihre Handfläche und verteilen Sie es großzügig auf dem Bein Ihres Kindes.

1. **Richtung Zehen ausstreichen:** Umfassen Sie den Knöchel mit der einen Hand. Die andere bildet einen kleinen, festen Ring um das Bein und streicht es von der Hüfte in Richtung des Fußes aus. Sobald die Hand unten angekommen ist, wechselt sie die andere Hand ab, so, als wolle man das Bein »melken«. Ihre Hände bewegen sich im Wechsel in gleichmäßigen Bewegungen. Mit dieser Übung massieren Sie automatisch die Außen- und Innenseite der Beine.

2. **Richtung Zehen rollen:** Stellen Sie sich vor, Sie würden ein Stück Teig in Ihren Händen zu einer Rolle formen, aus der man beispielsweise eine Brezel legen könnte. Genauso rollen Sie nun das Bein vom Oberschenkel bis zum Knöchel in Ihren Händen. Dies lockert die Muskulatur, kräftigt das Bindegewebe und entspannt herrlich!

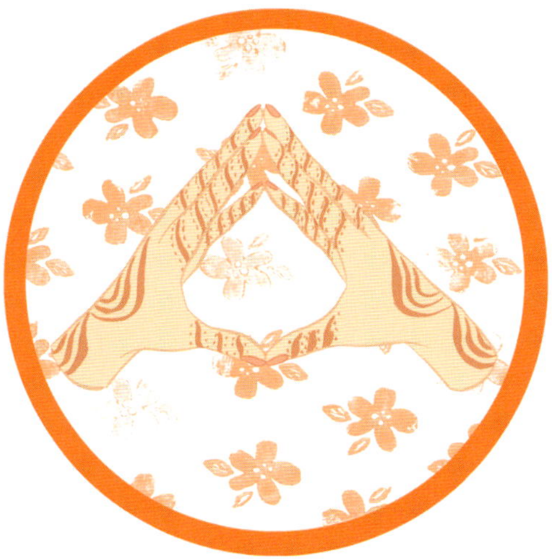

ZEIT FÜR MICH!

Wenn Sie sich so übermüdet fühlen, dass Sie keinen klaren Gedanken mehr fassen können, kann Ihnen die Mudra »Visionär« weiterhelfen. Reiben Sie zuerst Ihre Finger kräftig warm, und legen Sie dann die Fingerspitzen aneinander. Atmen Sie tief ein, und verstärken Sie den Druck. Tief ausatmen und den Druck reduzieren. Dazwischen den Atem kurz anhalten. 15-mal wiederholen. Einen Zusatzeffekt erzielen Sie, wenn Sie die kleinen Finger und die Daumen dabei auf Ihren Bauch auflegen, so, dass Ihr Bauchnabel im Zentrum des Mudras liegt.

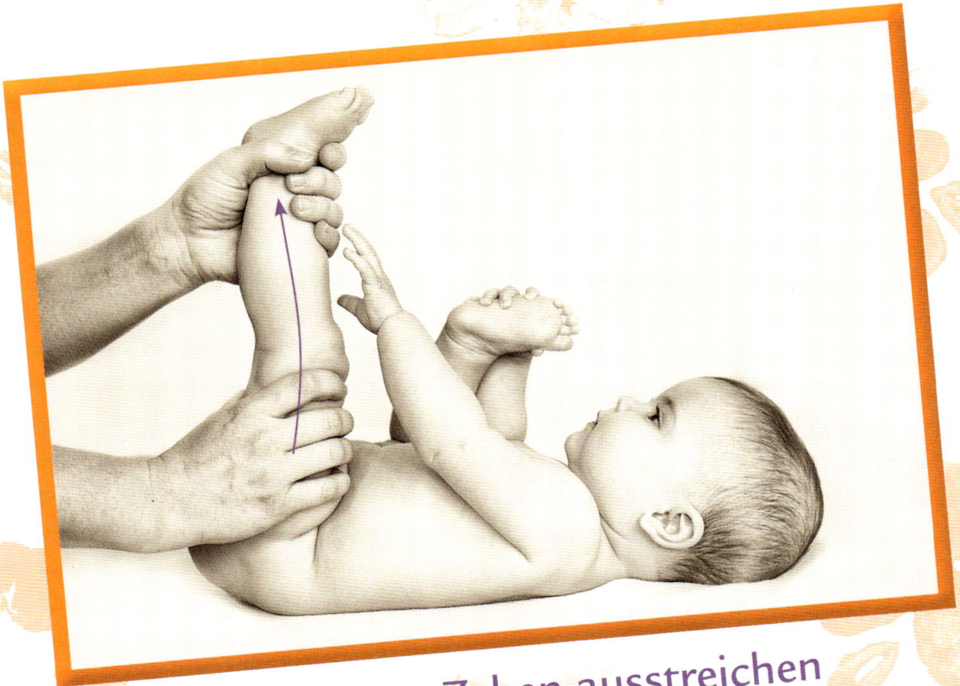

1. Richtung Zehen ausstreichen

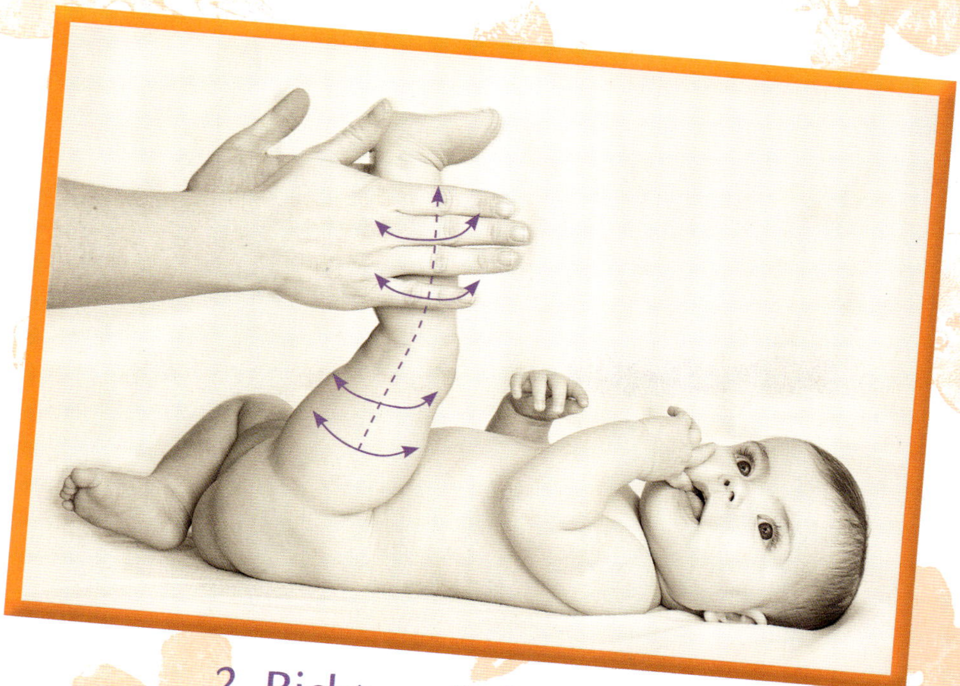

2. Richtung Zehen rollen

13

Beine kreuzen

Buddha-Figuren werden meist im Lotussitz dargestellt, und auch beim Meditieren nimmt man meistens den Lotussitz ein. Dieser bezeichnet eine gekreuzte Art von Sitzhaltung. Beide Füße liegen dabei mit der Fußsohle nach oben gerichtet auf dem gegenüberliegenden Oberschenkel. Das erfordert viel Übung, Körperbeherrschung und eine gewisse Gelenkigkeit. Zum Einstieg bietet sich der halbe Lotussitz an. Dabei liegt nur ein Fuß mit der Fußsohle nach oben auf dem Oberschenkel. Der andere verweilt wie beim Schneidersitz unterhalb des anderen Oberschenkels. Durch diese Sitzhaltung werden drei Kontaktstellen zum Boden aufgebaut (Po und Knie) und damit verschiedene Energiezentren angesprochen. Die Wirbelsäule wird aufrecht und frei gehalten. Wichtige Nervenimpulse und Energieströme können ungehindert fließen.

Auch bei Babys kann der Lotussitz im Liegen nachgeahmt und seine positive Wirkung genutzt werden. In Indien ist die Übung »Beine kreuzen« ein fester Bestandteil der ayurvedischen Babymassage. Im Rahmen des WellKin-Abendprogramms dient sie in erster Linie dazu, das **Körperbewusstsein** und die **Beweglichkeit** des Babys zu trainieren und es zu unterstützen, seine **innere Mitte** zu finden. Außerdem wird vor allem die Muskulatur des unteren Rückens gelockert. So kann sich eine wohltuende Entspannung einstellen. Ideal vor dem Zubettgehen!

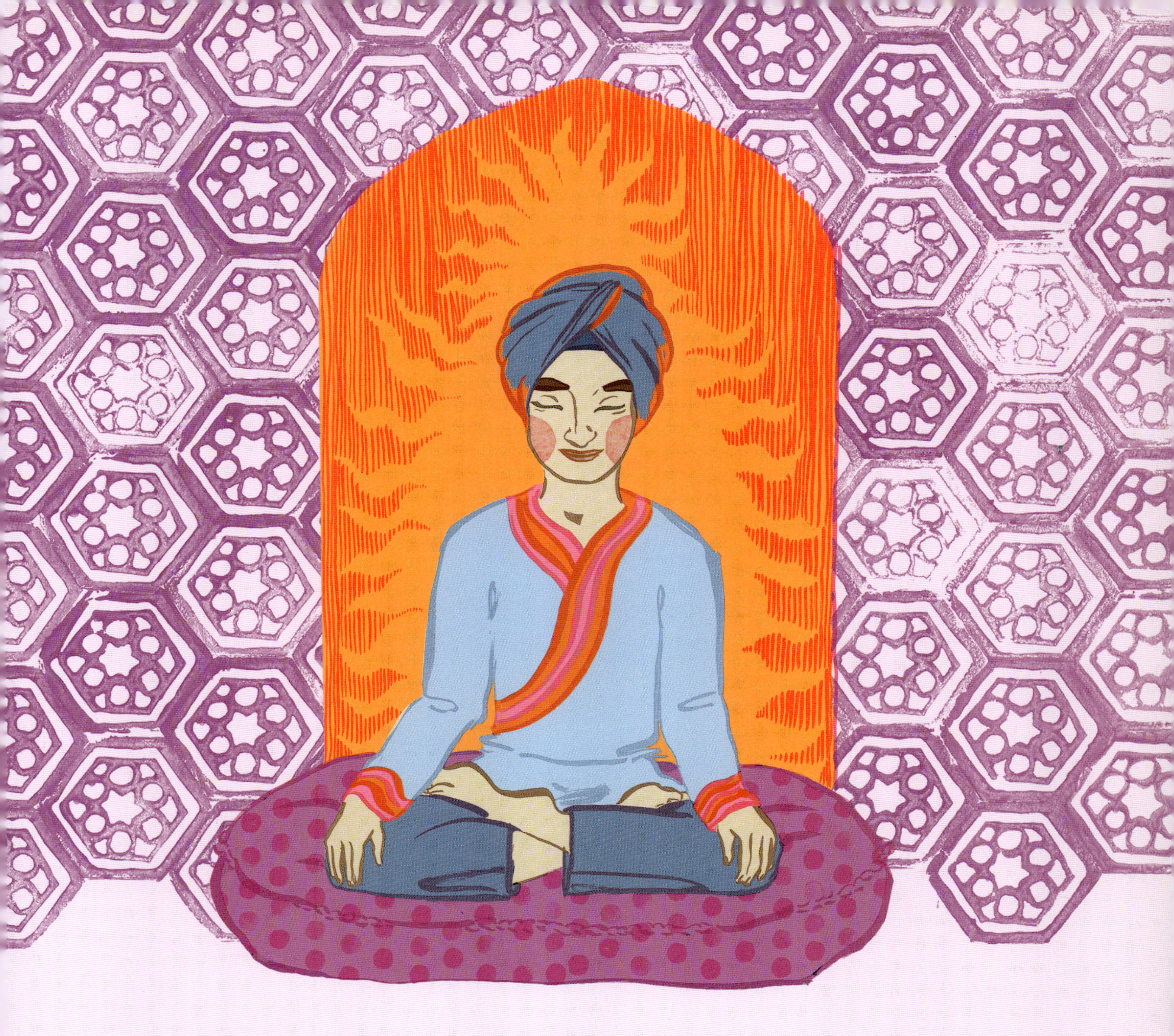

Das Weiche überwindet das Harte. Das Langsame das Schnelle. Laotse

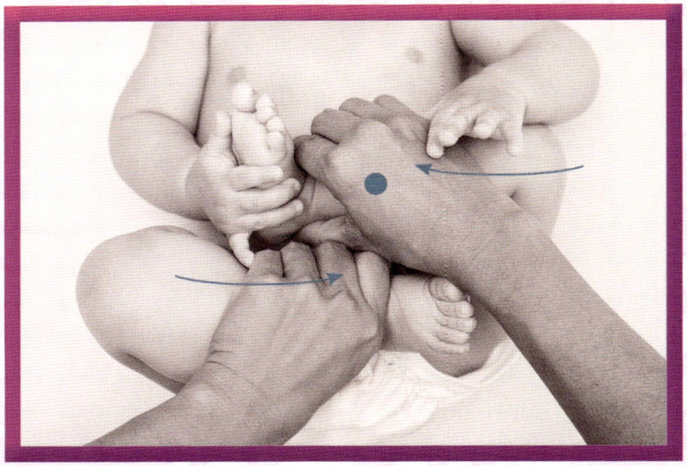

1. Rechts kreuzen

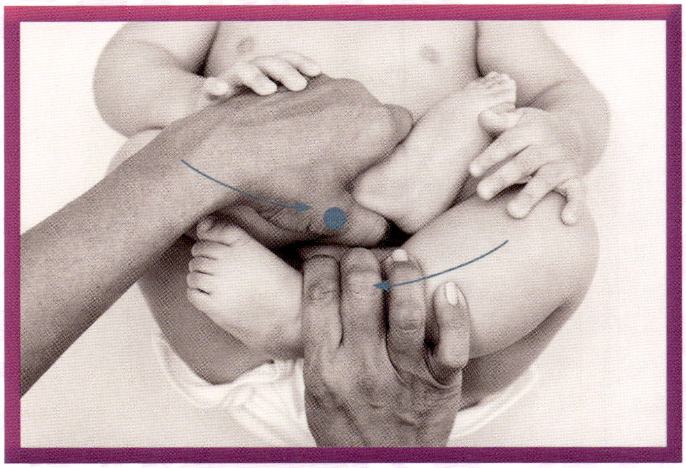

2. Links kreuzen

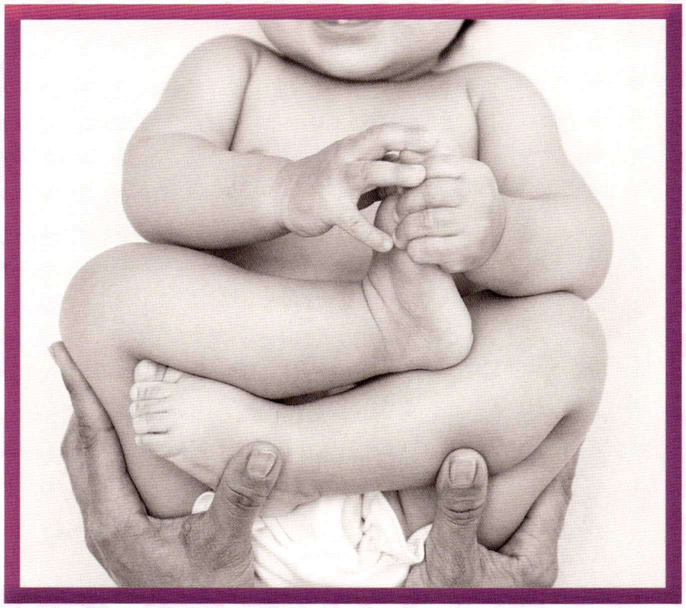

3. Po wiegen

Und so wird’s gemacht:

Vorbereitung: Die Übung »Beine kreuzen« leitet sich vom halben Lotussitz ab. Sie werden erstaunt sein, wie natürlich sich das Kreuzen der Beine bei Ihrem Baby anfühlt. Gehen Sie wie folgt vor:

1. **Rechts kreuzen:** Umfassen Sie beide Füße Ihres Babys und führen sie nach oben. Führen Sie nun den rechten Fuß sanft zur linken Hüfte und den linken Fuß zur Unterseite des rechten Unterschenkels. Die Knie Ihres Babys sind dabei leicht gebeugt. Zur Unterstützung können Sie jeweils den Daumen oder Zeigefinger auf die Ferse des Fußes legen. Die Beine kreuzen sich über dem Bauchnabel. Halten Sie beide Füße in dieser Position leicht gedrückt an den Bauch. Anschließend lösen.
2. **Links kreuzen:** Befolgen Sie die gleiche Bewegung wie beim ersten Schritt auf der anderen Seite, nur dass jetzt der linke Fuß oben liegt. Es sollte ein gleichmäßiger und rhythmischer Bewegungsablauf entstehen: rechts kreuzen, lösen, links kreuzen, lösen, rechts kreuzen, lösen … usw. Die Anzahl der Wiederholungen orientiert sich an Ihrem Baby.
3. **Po wiegen:** Zum Abschluss den Po in der gekreuzten Position ganz sanft wiegen. Griffe lösen.

TIPPS UND TRICKS

Begleitend zur Übung können Sie das beruhigende Mantra *»Om mani padme hum«* (gesprochen wird es: *om-mani-peme-hung*) aufsagen. Ein Mantra ist eine kurze, formelhafte Wortfolge, die immer wieder rezitiert wird. Bei der Meditation dienen Mantras dazu, mentale und spirituelle Energien freizusetzen. Sprechen Sie das Mantra immer wieder ganz langsam, so, als wollten Sie Ihrem Baby etwas vorsingen. Versuchen Sie das »M« dabei so zu betonen, dass Ihre Lippen vibrieren.

Erdung Brust

Die Übung »Erdung Brust« ist die letzte des Abendprogramms. Danach wird das Baby langsam angezogen und zu Bett gebracht. Die Übung soll ins Reich der Träume tragen, ins Land der Märchen wie aus Tausendundeiner Nacht. Sie ermöglicht einen **sanften Abschluss** und hilft, die schönen Erlebnisse, die im Rahmen des Abendprogramms gesammelt werden konnten, nachklingen zu lassen.

Die Hände werden sanft und flach auf die Brust des Kindes gelegt. So kann ein inniger und wohliger Kontakt entstehen. Zum Abschluss können Sie Ihr Baby mit dem folgenden Gedicht faszinieren und es dann sanft auf den Bauch küssen oder pusten. Es wird Ihnen dafür bestimmt ein wunderschönes Lachen schenken!

Der Elefantenkuss

(Quelle unbekannt)

Mit H-o-c-h-g-e-n-u-s-s
einen Abendkuss
der E-l-e-f-a-n-t
auf deinen Bauch dir huscht.

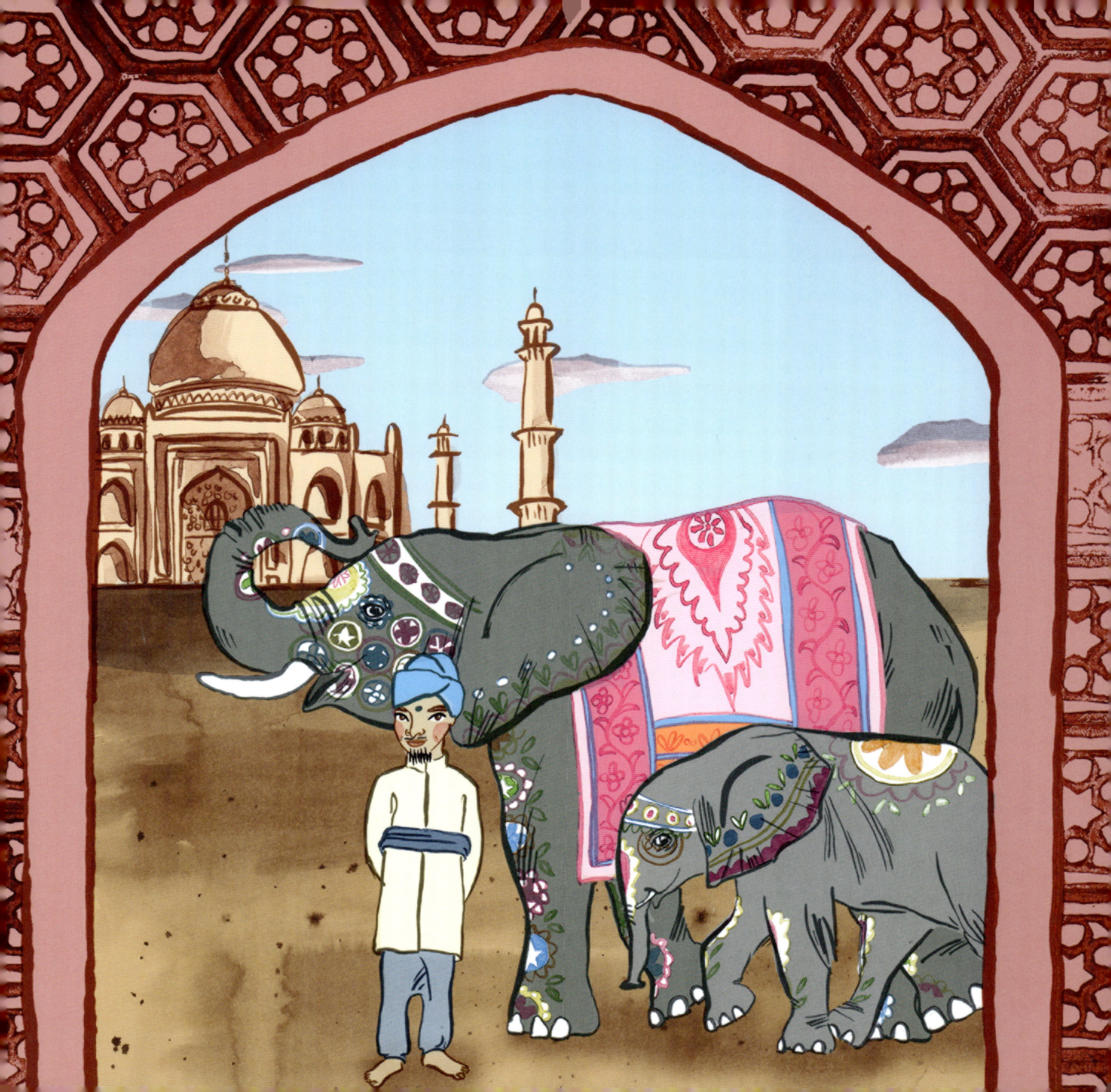

Und so wird's gemacht:

Vorbereitung: Kommen Sie selbst noch einmal zur Ruhe, und genießen Sie die Wärme, die durch Ihre Hände und den Oberkörper Ihres Babys fließt. Fühlen Sie noch einmal, wie herrlich weich sich die Haut Ihres Babys anfühlt.

Hände auflegen: Ihr Baby befindet sich vor Ihnen in entspannter Rückenlage. Legen Sie beide Hände sanft und flach auf seine Brust. Atmen Sie tief ein und wieder aus. Schließen Sie die Augen und genießen Sie den Kontakt. Erfreuen Sie Ihr Baby abschließend mit dem Elefantenkuss-Gedicht.

ZEIT FÜR MICH!

Ein klassisch ayurvedisches Getränk, das bereits die indischen Herrscher in den Palästen genossen haben, ist das sogenannte *»Lassi«*, ein erfrischender Joghurtdrink. Er versorgt den Körper mit Kalzium, Eiweiß und Vitaminen. Außerdem wird durch die Milchsäurebakterien die Immunabwehr im Verdauungstrakt gestärkt. Also ideal für die erste Zeit mit dem Baby!

Sie benötigen: 300 g Bio-Joghurt, 1 reife Banane, das Mark einer Vanilleschote (alternativ ¼ TL Bourbonvanille), 1 Prise Kardamom und 3 TL Rohrzucker. Diese Zutaten im Mixer pürieren, dann 600 ml Wasser zugeben und schaumig schlagen.

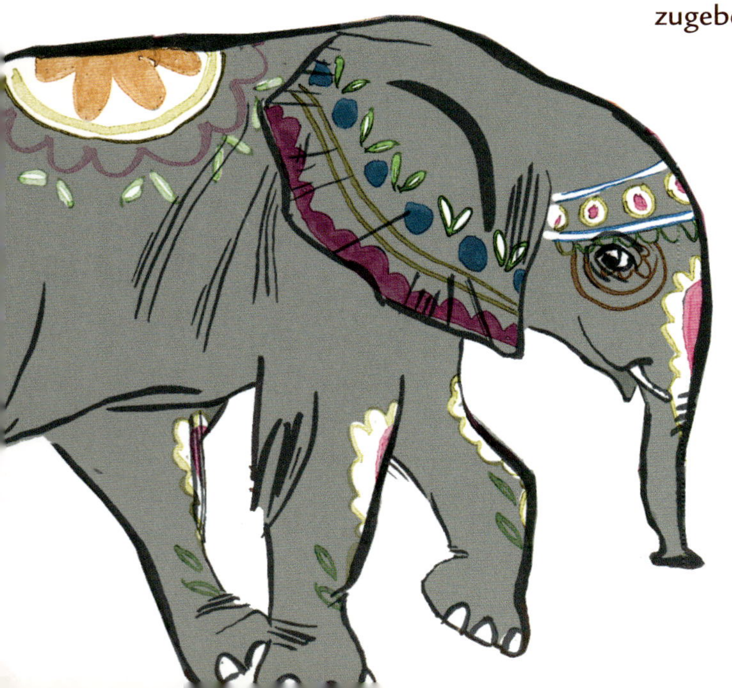

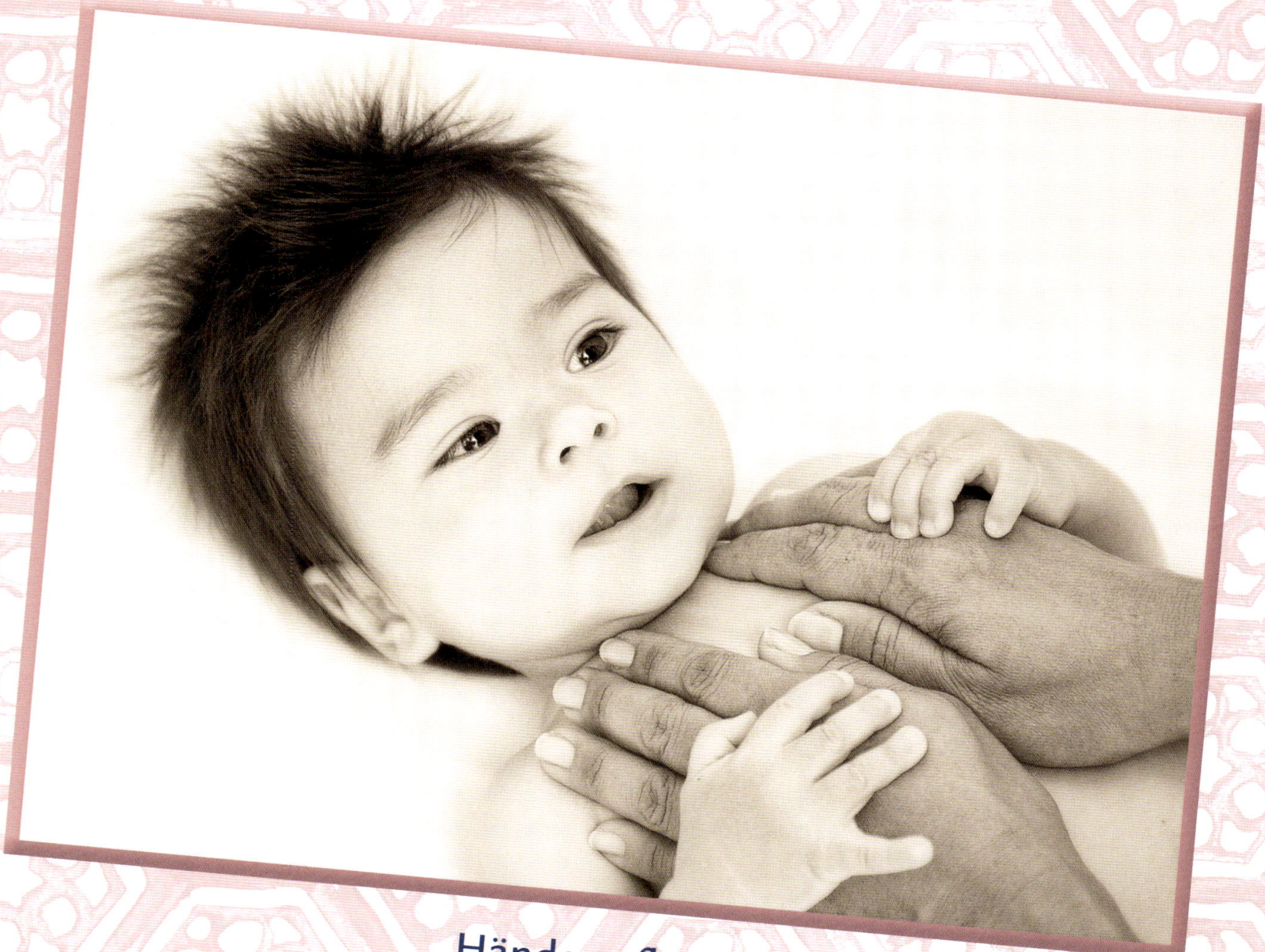

Hände auflegen

15 Anziehen

Sie haben Ihr Baby mit dem WellKin-Abendprogramm verwöhnt, und jetzt ist es Zeit, ins Bett zu gehen. Mein Sohn ist mir beim letzten Schritt »Erdung Brust« schon fast eingeschlafen, aber wenn es dann ums Anziehen des Schlafanzuges ging, war er plötzlich wieder hellwach und rebellierte nicht selten. Mit dem Fingerspiel von »Himpelchen und Pimpelchen« konnte ich ihn jeden Abend aufs Neue **verzaubern, beruhigen** und ihn anschließend zu Bett bringen (meistens jedenfalls). Hier zwei Ratschläge von »anziehgeplagten« Eltern, die mir geholfen haben:

- ✓ Wohlfühlkleider: Vermeiden Sie es, enge Kleidungsstücke über den Kopf zu ziehen. Ihr Baby kann nicht wissen, dass eigentlich nichts passiert, wenn diese über der Nase oder den Ohren hängen bleiben. Aus Unwissenheit reagiert es mit Angst, die ganz schnell auch panisch werden kann. Greifen Sie lieber auf Wickelbodys und Pullis mit weitem Ausschnitt oder Knöpfen zurück.

- ✓ Einbeziehen: Nehmen Sie Blickkontakt auf, und ermöglichen Sie Ihrem Baby, Ihren Handlungen zu folgen. Machen Sie nichts Unerwartetes. Strecken Sie beispielsweise erst Ihre Arme aus und kündigen ihm so an, dass Sie es jetzt hochnehmen wollen. Nehmen Sie sich die Zeit, auf Ihr Baby zu reagieren.

TIPPS UND TRICKS

Nähern Sie sich dem Gesicht Ihres Babys so, dass sich beinahe Ihre Nasenspitzen berühren. Legen Sie eine Mullwindel oder einen Body über sich und Ihr Baby (Sie können das Ende unter seinem Hinterköpfchen festklemmen). In der entstandenen dunklen Höhle lässt sich's prima munkeln. Oder flüstern Sie ihm in der Höhle die Geschichte vom Sandmännchen ins Ohr: »Das Sandmännchen kommt zu allen Kindern, die braaaav in ihrem Bettchen liegen. Es schwebt mit einer grooooßen Kutsche ins Kinderzimmer. Es hat einen Beutel mit feinstem, glitzerndem Schlafsand dabei. Davon wirst du gaaaanz müde und träumst wunderschöne Geschichten. Und wenn du am nächsten Morgen wach wirst, erinnert dich der Schlafsand im Auge daran, dass das Sandmännchen auch wirklich da war!«

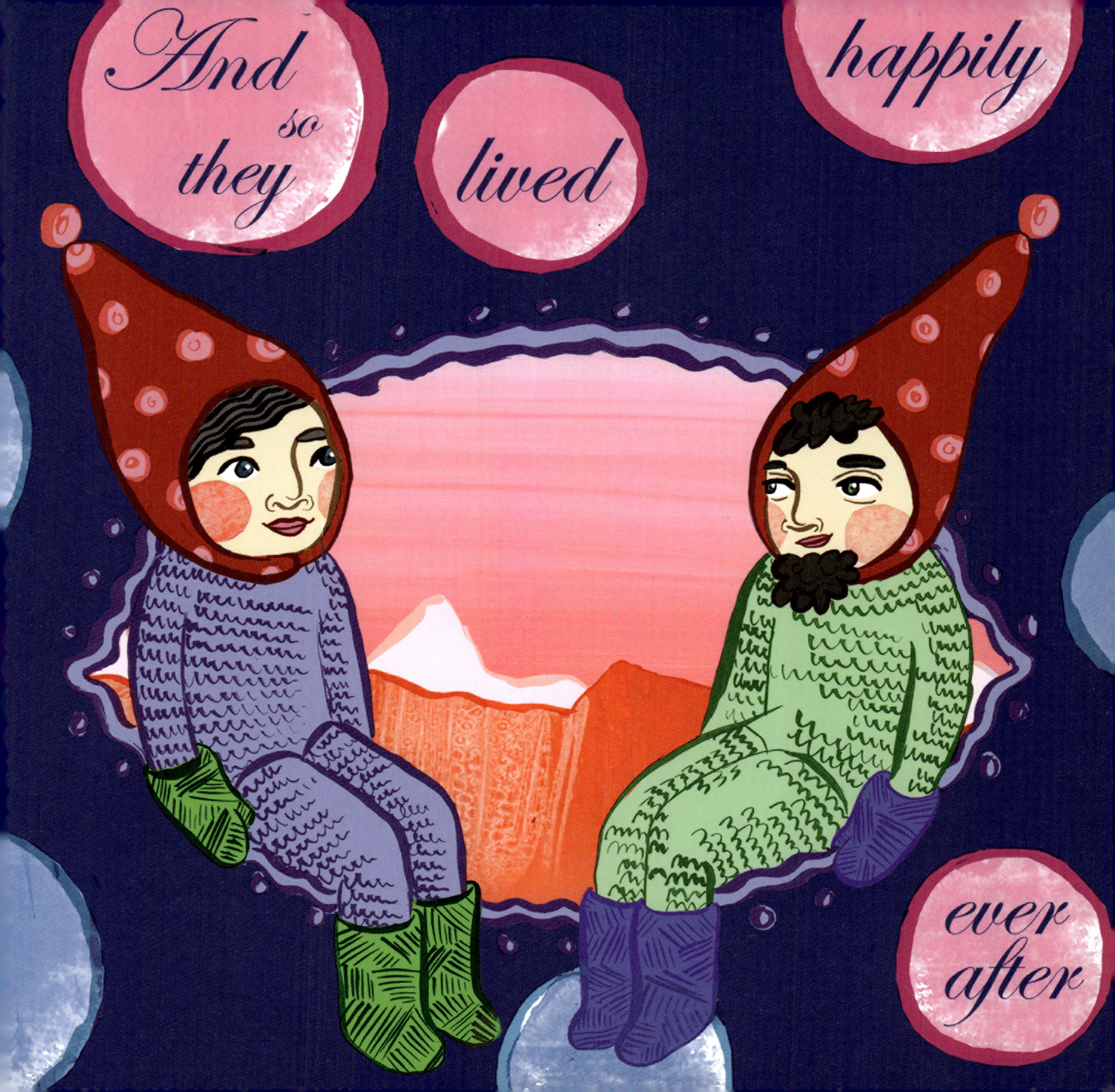
And so they
lived
happily
ever after

Und so wird's gemacht:

Stecken Sie beide Hände in die Ärmel des Bodys oder, wie auf dem Foto, in die Schlafanzughose (wir haben zusätzlich als Zipfelmützchen noch Socken darübergezogen). Mit erzählender Stimme erklären Sie, dass eine Figur »Himpelchen« und die andere »Pimpelchen« ist. Wackeln Sie mit den Zeigefingern, als wären es Zipfelmützen.

Himpelchen und Pimpelchen

(überliefert, variiert von Antje Drössel)

1. Himpelchen und Pimpelchen stiegen auf einen Berg.
   Himpelchen war ein Heinzelmann, und Pimpelchen war ein Zwerg.
   Sie blieben laaaaange dort oben sitzen
   und wackelten mit ihren Zipfelmützen.
   Doch nach 59 Wochen
   sind sie in den Berg gekrochen.
   Dort schlafen sie in süßer Ruh,
   sei nur still, und hör gut zu:
   Brrrrhhhhhh.

2. Und dann war der l-a-n-g-e Winterschlaf vorbei.
   Sie g-ä-h-n-t-e-n, streckten und reckten sich,
   und Kuck-uck, da waren sie wieder, die zwei!

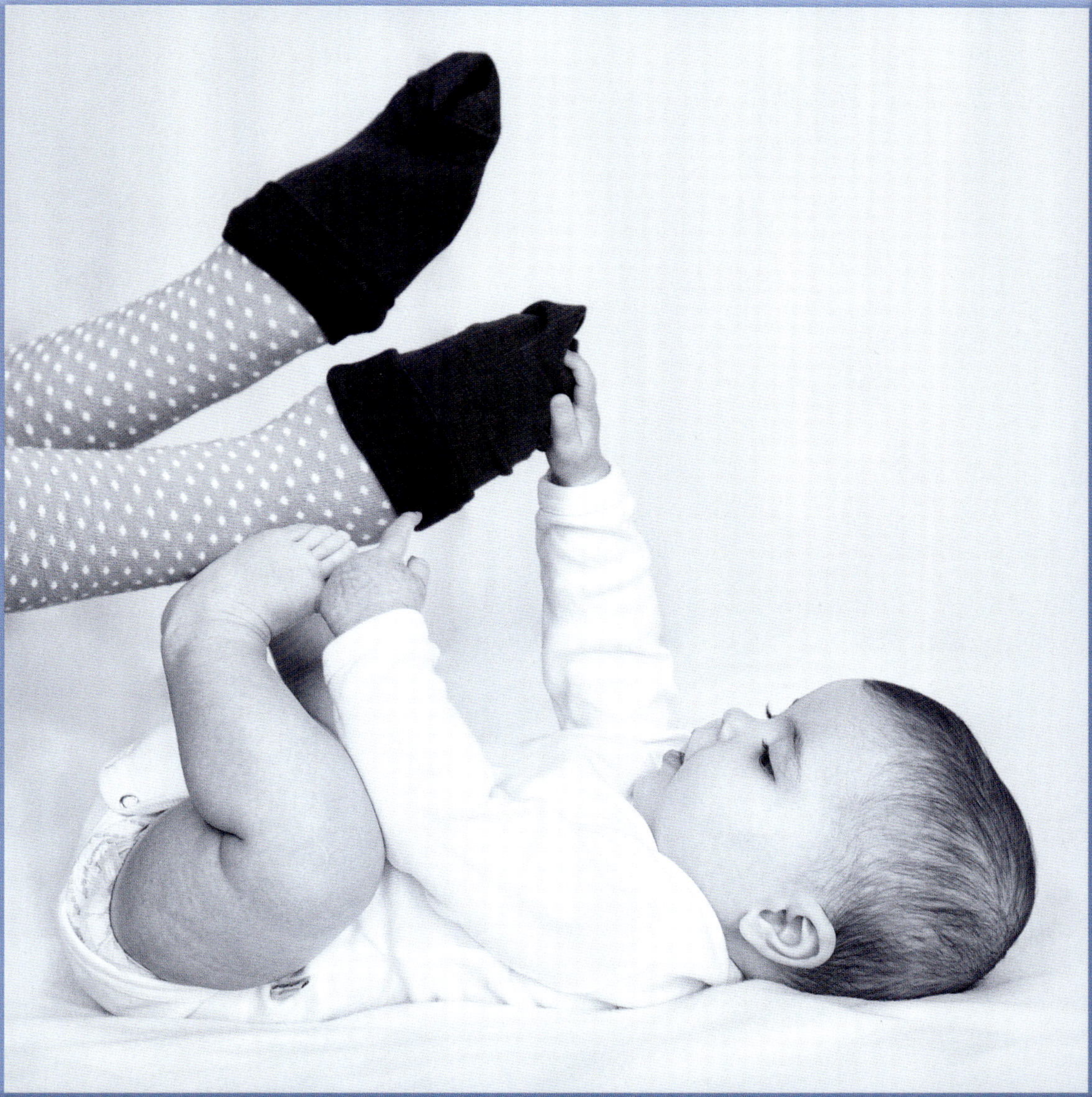

Himpelchen und Pimpelchen

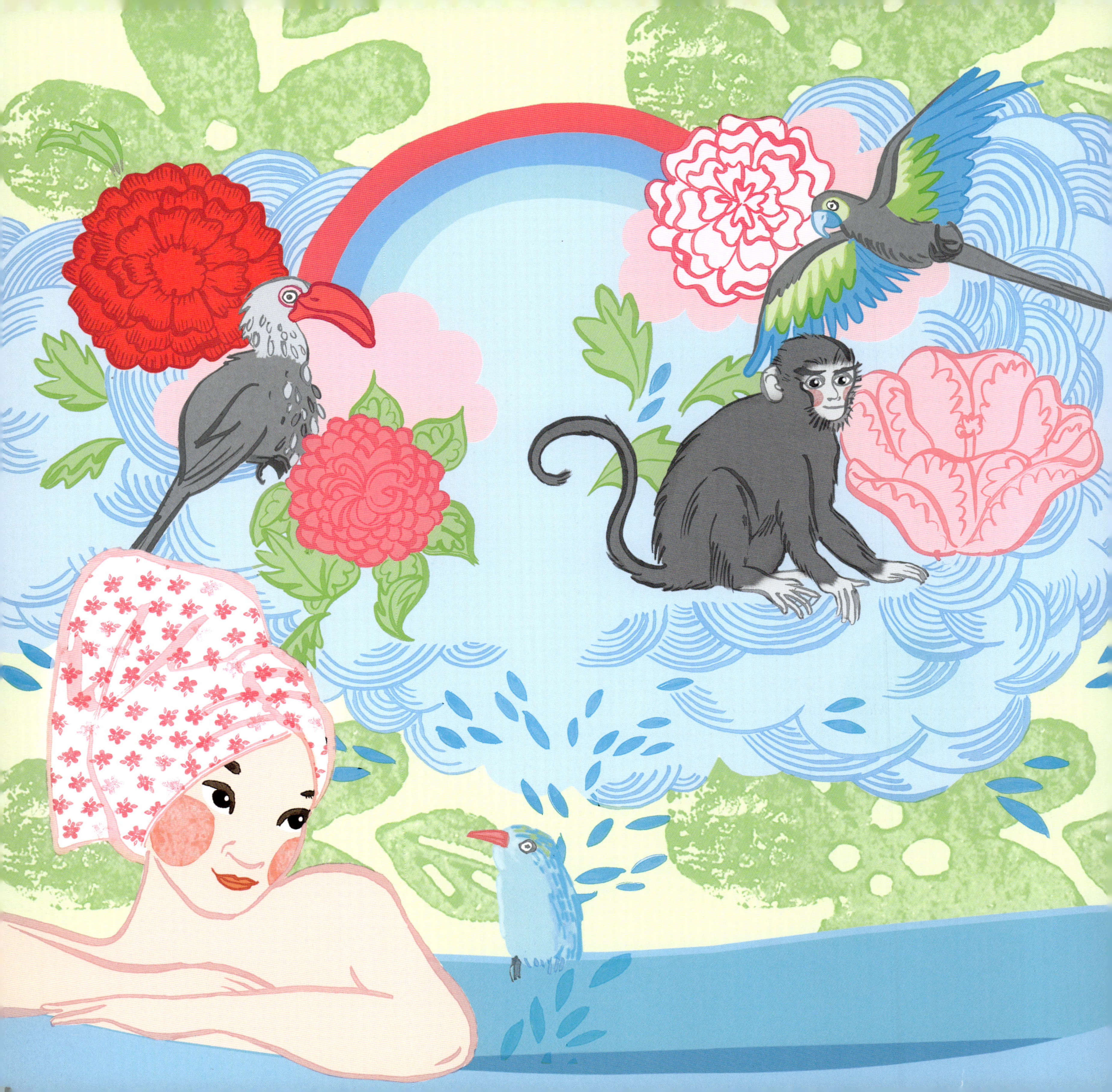

Anhang

Weiterführende Adressen und Literatur

Ayurveda

Diehl, Erika, Kiel, Edith, *Klassische Ayurvedische Massage,* Urania, Freiburg, 2005

Jansen-Schulze, Yvonne, *Ayurvedische Babymassage,* Kösel-Verlag, München 2007

Schrott, Ernst, Ramanuja Raju, J., Schrott, Stefan, *Marmatherapie,* Mosaik bei Goldmann, München 2009

Schrott, Ernst, Bolen, Cynthia Nina, *Die köstliche Küche des Ayurveda,* Mosaik bei Goldmann, München 2004

Ayurvedische Babymassage: Kurse und Ausbildung

Yvonne Jansen-Schulze, Martin-Luther-Straße 56, 53919 Weilerstwist, *www.ayurvedische-babymassage.de*

Deutsche Ayurveda Akademie, Dr. E. Schrott und Dr. W. Schachinger, Steyrerweg 11, 93173 Regensburg, *www.ayurveda-seminare.de*

Massage, Yoga und Gymnastik

Ahr, Barbara, *Babymassage,* Gondrom, Bindlach 2004

Hirschi, Gertrud, *Mudras,* Kailash, München 2006

Kalbantner-Wernicke, Karin, *Shiatsu für Babys und Kleinkinder,* Elsevier, München 2009

Leboyer, Frédérick, *Sanfte Hände*, Kösel-Verlag, München 11. Auflage 2010

Llewellyn-Thomas, Julie, *Yoga für Mutter und Baby,* Südwest, München 2006

Rehm-Schweppe, Rahel, Grabosch, Sabine, *Sanfte Babymassage,* BLV, München 2008

Schlömer, Bettina, *Babymassage,* Bassermann, München 2009

Schneider, Vimala, *Babymassage*, Kösel-Verlag, München 5. Auflage 2009

Stümpfig-Rüdisser, Tina, *Jin Shin Jyutsu – Die Heilkraft liegt in dir,* ViaNova, Petersberg 2009

Voormann, Christina, Dandekar, Govin, *Babymassage,* GU, München 2009

www.babymassage.de

Waldeck, Felicitas, *Jin Shin Jyutsu – Heilsame Hände für Ihr Kind,* Nymphenburger, München 2003
Zukunft-Huber, Barbara, *Baby-Gymnastik: So unterstützen Sie Ihr Kind,* Trias, Stuttgart 2005

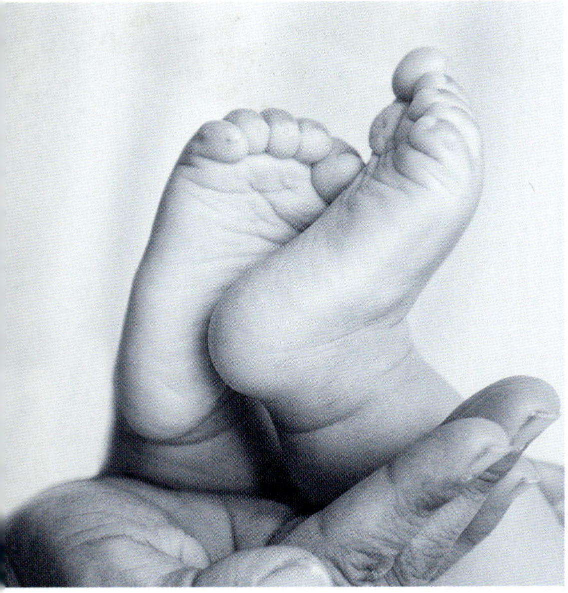

Klassische Babymassage: Kurse und Ausbildung

DGBM e.V. (Deutsche Gesellschaft für Baby- und Kindermassage), Küfergasse 5, 77652 Offenburg, *www.dgbm.de*

Baby-Shiatsu: Kurse und Ausbildung

Aceki e.V., Alte Dorfgasse 13, 65239 Hochheim-Massenheim, *www.aceki.de*

Rund um Geburt, Stillen und Entwicklung

Gerber, Magda, *Dein Baby zeigt Dir den Weg,* Arbor, Freiamt 1998
Köhle, Anne-Bärbel, Rieß, Stefan, *Das Dalai-Lama-Prinzip für Eltern,* Mosaik bei Goldmann, München 2007
Lothrop, Hannah, *Das Stillbuch*, Kösel-Verlag, München 34. Aufl. 2011
Largo, Remo H., *Babyjahre,* Piper, München 2010
Mahrenholtz, Katharina, Parisi, Dawn, *Babyzeit, Kinderzeit,* Sanssouci, München 2009
Stadelmann, Ingeborg, *Die Hebammensprechstunde,* Stadelmann Verlag, Ermengerst 2005
Van de Rijt, Hetty, Plooij, Frans X., *Oje, ich wachse,* Mosaik bei Goldmann, München 2005
Weigert, Vivian, *Stillen*, Kösel-Verlag, München 2010
www.eltern.de

Fingerspiele, Lieder und Reime

Arndt, Marga, Singer, Waltraut, *Das ist der Daumen Knudeldick,* Ravensburger, Ravensburg 2009
Austermann, Marianne, Wohlleben, Gesa, *Zehn kleine Krabbelfinger,* Kösel-Verlag, München 30. Auflage 2011
Fischer, Catrin, *Das Liederbuch für die Allerkleinsten,* Fischer, Frankfurt 2008
Hein, Sybille, *Halli Hallo Halunken, die Fische sind ertrunken!,* Beltz, Weinheim 2009

Schutt, Karin, *Baby Fun: PEKiP, Massage, Spiele, & Co.*, Trias, Stuttgart 2007
Schöntges, Jürgen (Hrsg.), *Freche Lieder, liebe Lieder,* Beltz, Weinheim 2007
Senner, Katja, *Meine ersten Fingerspiele,* Ravensburger, Ravensburg 2010

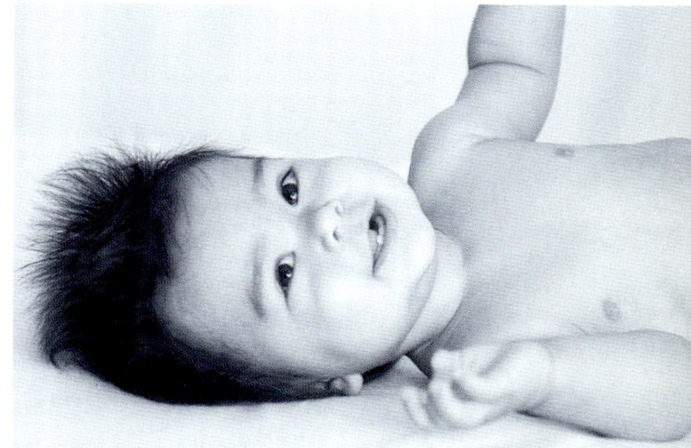

Cedric, sieben Monate alt

Wer hat alles mitgewirkt?

Größter Dank gebührt meinem Mann Sven, der mich bei diesem Projekt immer tatkräftig unterstützt hat, und meinem Sohn Lasse Bo, dem ersten WellKin-Fan, der mich inspirierte und motivierte. Ohne diese beiden wären das Buch und das Projekt nie zustande gekommen. Herzlich danken möchte ich auch dem Kösel-Verlag, insbesondere der Lektoratsleitung Ulrike Reverey und der Projektleiterin Katrin Fischotter, die mir die Möglichkeit gegeben haben, dieses Buch zu veröffentlichen und im Teamwork umzusetzen. Einen besonderen Dank möchte ich Armin Köhler, Herstellungsleiter des Kösel-Verlages, und Karin Fercher für dieses schöne Layout aussprechen, auch dafür, dass sie mir so viel Platz für meine eigenen Ideen eingeräumt haben.
Für die Fotoaufnahmen bedanke ich mich herzlich bei Anna Lysikow. Es gab viele Herausforderungen zu bewältigen, denn Babys zu fotografieren erfordert viel Feingespür und Geduld. Außerdem sollten die Fotos übersichtlich sein und jede Übung prägnant darstellen, ohne dabei an Emotionalität und Klasse zu verlieren. Das alles hat sie mit viel Kreativität und guter Laune gemeistert. Ganz wesentlich zu den Aufnahmen beigetragen haben unsere beiden süßen Babys: Normalerweise sagt man, dass eine Babymassage- oder Gymnastikeinheit nicht länger als 20 Minuten dauern sollte, weil es Babys ansonsten zu viel wird und sie dann keine Lust mehr haben. Emily und Cedric erwiesen sich jedoch als wahre »Shooting-Stars«. Nach einer über einstündigen Fahrt ins Fotoatelier schafften sie es, über eineinhalb Stunden begeistert und fröhlich mit vollem Elan dabei zu sein. Auch den beiden Müttern Marie Mayer und Sabine Wagner ganz lieben Dank für das Vertrauen und die geopferte Zeit.
Neben den Fotoaufnahmen sorgen aber vor allem die liebevollen Illustrationen von Kristina Möller für eine fantasievolle Reise in verschiedene Kulturen und Stimmungen. Sie emotionalisieren Kinderlieder, Reime sowie Fingerspiele und machen diese einzigartig. Ihre Motive erzeugen eine prickelnde Spannung. Kleine und kreative Details haben mich dabei des Öfteren zum Lachen gebracht.

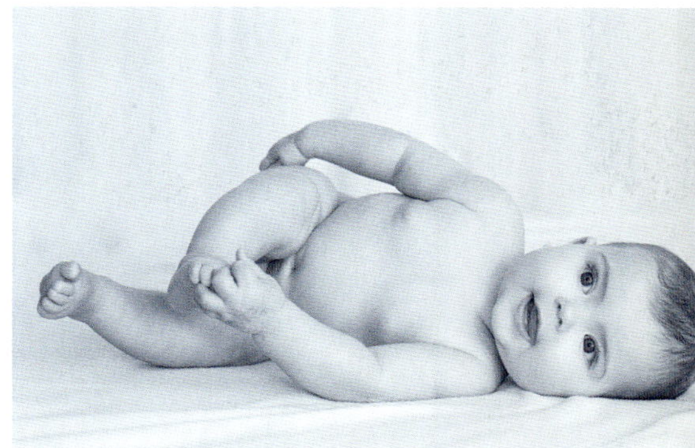

Emily, sechs Monate alt

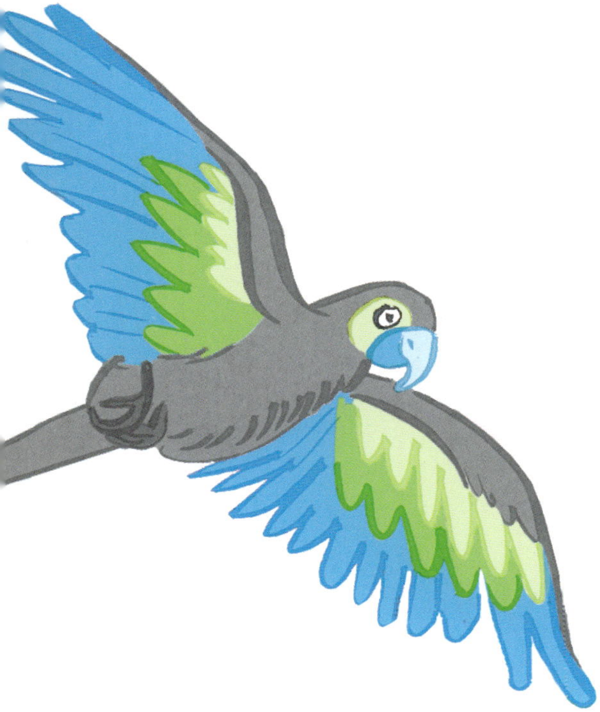

Abschließend möchte ich mich bei meiner Familie und meinen Freunden bedanken, die mir bei diesem Projekt zur Seite gestanden sind. Hervorheben möchte ich dabei die dreifache Mutter Dr. Virginia Geisel für die sorgfältige Prüfung der Übungen und die Tipps aus der »Praxis«. Lieben Dank auch an Nora Wohlfahrt-Imlau, die mich über drei Jahre hinweg bei diesem Projekt stets motiviert hat. Der Familie Lang danke ich für den regen Austausch von Ideen und den Kaffee(plausch), der sich auf allgemeinen »Durststrecken« als sehr wirkungsvoll bewiesen hat. Meinen ehemaligen Kolleginnen Carolin Müller und Michaela Zahn herzlichen Dank, die sogar im Urlaub noch einzelne Übungs- und Konzeptbestandteile für mich überprüften. Und den beiden Ayurveda-Therapeuten Bindhu und Josmi sowie dem Ärzteteam unter der Leitung von Dr. S. Rajamohan vom Bethsaida Hermitage in Kerala (Südindien) ein indisches »Nani« für die Überprüfung und Erstellung des Ayurveda-Teils. Vielen Dank auch an Tobias Eichhorn und die Gitarrenschule Matthias Wagner aus Marburg für die musikalische Unterstützung. Abschließend bedanke ich mich herzlich bei Yvonne Jansen-Schulze für eine facettenreiche und fundierte Ayurveda-Ausbildung.

Anmerkungen

1 Watson, John S., »Smiling, Cooing and ›The Game‹«, in: *Merrill-Palmer Quaterly Journal of Behaviour and Development* 18, 323-339, 1973

2 Nach: Largo, Remo H., *Babyjahre. Entwicklung und Erziehung in den ersten vier Jahren,* Piper 2007

3 Nach: Rijt, Hetty van de, Plooij, Frans X., *Oje, ich wachse. Von den 10 »Sprüngen« in der mentalen Entwicklung Ihres Kindes während der ersten 20 Monate und wie Sie damit umgehen können,* Goldmann Verlag 2005

4 Vereinfachte Anleitung nach Dorothea Dellit

5 Nach: Waldeck, Felicitas, *Jin Shin Jyutsu. Heilsame Hände für Ihr Kind,* Nymphenburger, München 2010

6 Siehe auch Zukunft-Huber, Barbara, *Babygymnastik. So unterstützen Sie Ihr Kind,* Trias, Stuttgart 6. Aufl. 2009

7 Nach Kalbantner-Wernicke, Karin, *Shiatsu für Babys und Kleinkinder. Energetische Entwicklung, Förderung und Behandlung,* Urban & Fischer, München 2009

8 Frédérick Leboyer, *Sanfte Hände. Die traditionelle Kunst der indischen Baby-Massage,* Kösel-Verlag, München 27. Aufl. 2010

Einige Quellenangaben waren trotz Bemühungen des Verlags nicht oder nur ungenau möglich. Der Verlag ist für weiterführende Hinweise dankbar.

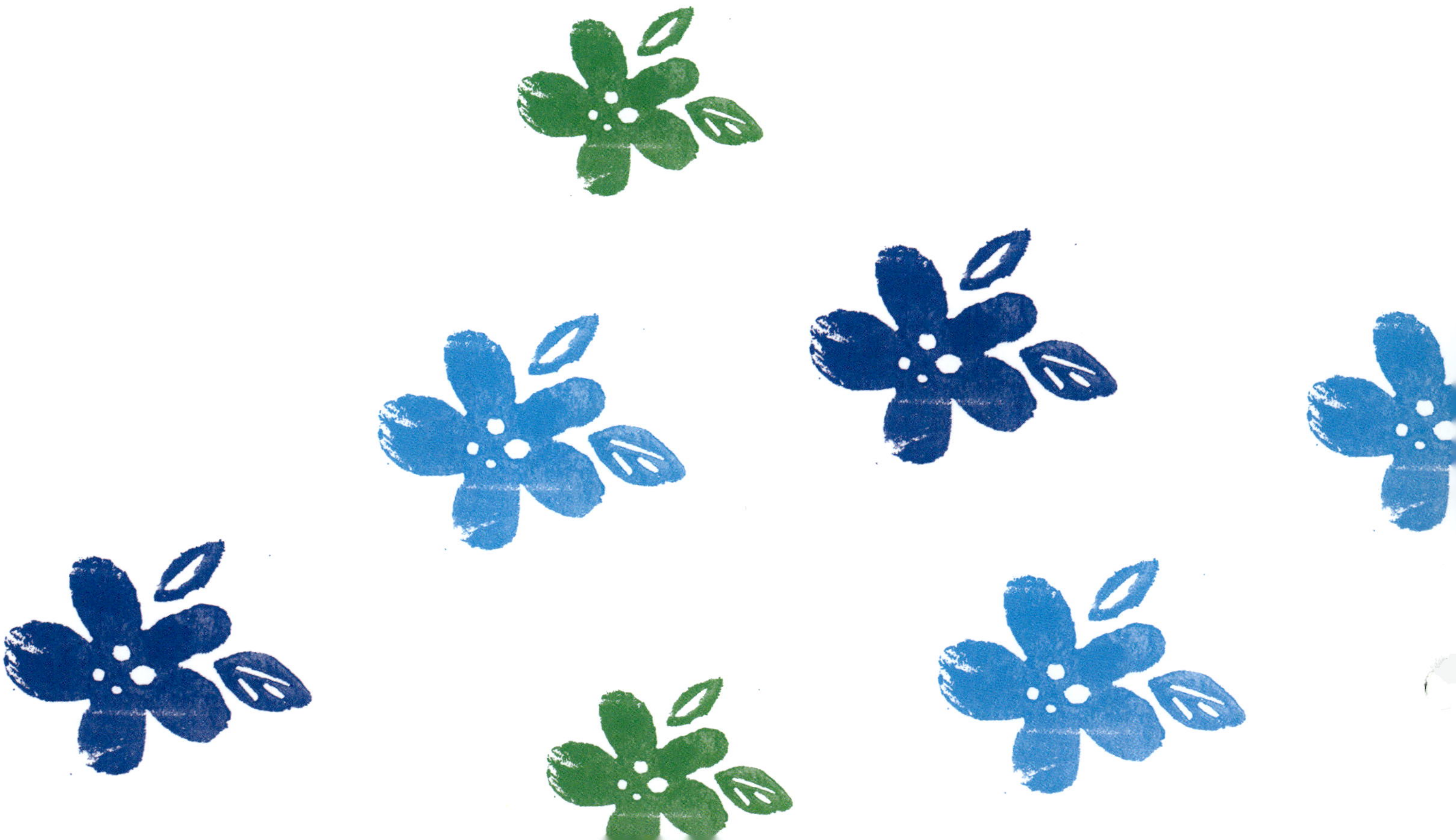